Susanne Hühn

Das Innere Kind

Süchte verstehen und loslassen

Schirner Verlag

ISBN Printausgabe 978-3-8434-5123-9

ISBN E-Book 978-3-8434-6262-4

Susanne Hühn:
Das Innere Kind –
Süchte verstehen und loslassen

Umschlag: Murat Karaçay, Schirner,
unter Verwendung von # 228285856
(mixform design), # 117898207 (Flas100),
www.shutterstock.com
Logo »Hände«: Murat Karaçay, Schirner
Lektorat & Satz: Claudia Simon, Schirner,
unter Verwendung der Bilder vom Umschlag
Printed by: Ren Medien GmbH, Germany

www.schirner.com

3. Auflage Juli 2016

Inhalt

Einleitung

Liebe Leserin, lieber Leser,
gleich zu Beginn möchte ich dir die Wahrheit über dieses Buch sagen: Es wird dich nicht von deiner Sucht befreien. Wenn du hoffst, du brauchst nur dieses Büchlein zu lesen und kannst aufhören, deine wie auch immer geartete Droge zu nehmen, dann wirst du es enttäuscht in die Ecke werfen und glauben, das Buch tauge nichts oder dir sei einfach nicht zu helfen.

Das Innere Kind ist maßgeblich an jeder Sucht beteiligt, aber nicht ausschließlich. Mathematiker würden sagen: »Sich um das Innere Kind zu kümmern ist eine notwendige, aber nicht die hinreichende Voraussetzung, um mit deiner Sucht anders umzugehen.«

Hinreichend also nicht. Notwendig aber schon. Und weil ich mich seit vielen Jahren mit den Themen »Sucht« und »Inneres Kind« befasse, freue ich mich sehr, dir Werkzeuge zu geben, die dir helfen, dein Inneres Kind zu befrieden und bestmöglich zu nähren. Wie gesagt, das reicht nicht. Aber ohne ein gehütetes, genährtes Inneres Kind ist es fast unmöglich, eine Sucht aufzugeben.

Warum ist das Innere Kind überhaupt so wichtig? Weil es da ist. Du hast entweder ein unbewusst wirkendes, ungehütetes Inneres Kind in dir oder ein bewusst gehütetes und gut geschütztes. In beiden Fällen wirkt es in deinem Leben, ob es dir gefällt oder nicht. Selbst wenn du dein Inneres Kind negierst und seine schiere Existenz weit von dir weist, wirkt es, nämlich aus dem Verborgenen, Verleugneten und Abgewiesenen heraus. Das Innere Kind zu verdrängen und zu leugnen kostet viel Kraft und ist deinem Wohlbefinden und sogar deiner Gesundheit nicht besonders zuträglich.

Was bedeutet es überhaupt, süchtig zu sein?

Zum Thema »Sucht« kursieren die seltsamsten Ansichten. Deshalb möchte ich, bevor wir uns dem Inneren Kind widmen, mit einigen Irrtümern aufräumen. Irrtümer, die ich als solche empfinde, weil sie dem Thema »Sucht« in keiner Weise gerecht werden und deshalb nicht hilfreich sind, sondern von echter Heilung nur ablenken.

Doch bevor wir uns die Irrtümer anschauen, zunächst diese Frage: Was bedeutet es überhaupt, süchtig zu sein?

- Dir fehlt ein gesundes Empfinden von »richtig« und »falsch« im Sinne von »gesund« und »schädlich« in Bezug auf deinen »Stoff«, weil du zwanghaft reagierst und denkst, wenn dir bestimmte Substanzen oder Verhaltensweisen begegnen.
- Du schaust dir selbst dabei zu, wie du dich schädigst, und kannst es nicht ändern.
- Du bist verzweifelt und wirst mutlos, weil du realisierst, dass dein Erkennen des schädigenden Verhaltens eben nicht ausreicht, um es zu ändern.
- Du denkst dir Rechtfertigungen aus, baust dir mentale Konstrukte, um die Scham und die Machtlosigkeit, die mit der Sucht einhergehen, nicht spüren zu müssen. Je tiefer die Scham sitzt, desto vehementer verteidigst du die mentale und spirituelle oder philosophische Haltung, die es dir erlaubt, dein Suchtverhalten beizubehalten.
- Du vermeidest bestimmte Situationen, weil du weißt, dass sie dir schaden, doch nach einer Weile brechen die alten Verhaltensmuster wieder auf. Die Rechtfertigung dafür lautet oft: Ich kann jetzt damit umgehen und will mich den Dingen stellen. Doch jedes Mal musst du dein Scheitern anerkennen.
- Du schämst dich wegen deiner inneren Einbrüche, weil du in deinem restlichen Leben durchaus gut organisiert und vernünftig im besten Sinne des Wor-

tes handelst und mit dir und anderen gut und gesund umgehen kannst.

- ★ Du bist auf der Suche nach Ursachen für deine Sucht und hoffst, dass, wenn du diese Ursachen erst gefunden hast, du dein dich selbst schädigendes Verhalten unterlassen kannst.
- ★ Du schwankst zwischen nüchternen, abstinenten Phasen voller Selbstvertrauen und Hoffnung und süchtigen Phasen, in denen du tiefe Selbstzweifel, Scham und die daraus folgende Selbstbestrafung erlebst und durchstehen musst.
- ★ Dennoch weigerst du dich, einen echten Zusammenhang zwischen deinen Selbstzweifeln, der Scham, der inneren Not und deinem süchtigen Verhalten anzuerkennen – die Sucht erlaubt es nicht.
- ★ Du glaubst, deine Sucht wäre eine Folge der Selbstzweifel und der Scham, und tust womöglich alles, um diese Selbstzweifel loszuwerden und aufzuarbeiten. Der Sucht selbst aber schaust du nicht ins Gesicht.
- ★ Du verbrämst deine Sucht womöglich mit spirituellen Weisheiten – du willst lernen, mit bestimmten Themen umzugehen und so weiter – all das stimmt. Aber nicht nur. Manchmal bedeutet »mit etwas umgehen lernen«, ihm zu widerstehen. Das hörst du, wenn du süchtig bist, aber nicht so gern ...

Wenn du in einer Suchtschleife lebst, dann hast du jetzt sicher öfter genickt. Und schon oft nach einer Lösung gesucht, doch letztlich stehst du nach wie vor ratlos da und schaust dir selbst dabei zu, wie du immer wieder in die gleichen Verhaltensweisen hineinschlitterst. Vielleicht hast du auf deinem Weg einiges ausprobiert, um zu genesen. Es kursieren eine Menge falscher Heilsversprechen, die oft von Leuten kommen, die eben nicht süchtig sind und deshalb nicht wissen, was in uns geschieht.

Kurz zu mir: Ich bin Susanne, ich bin süchtig nach Beziehungen und nach bestimmten Lebensmitteln. Ich gehe in die Zwölf-Schritte-Gruppen, um von meiner Sucht zu genesen, und ich praktiziere Abstinenz von süchtigem Verhalten, soweit mir das gelingt. Ich gehe seit 1998 sehr bewusst den Weg der Heilung meiner Sucht und lebe im Zwölf-Schritte-Programm, einem sehr spirituellen Heilprogramm, das sich in der Suchttherapie bewährt hat. Ich bin deshalb noch lange keine allwissende Expertin, und ich kenne nicht den ultimativen, einzigen Weg der Genesung. Aber ich weiß, welche Ansätze nicht funktionieren.

Die Irrtümer:

- ★ Eine Sucht ist immer eine Suche nach etwas. Wenn ich es gefunden habe, hört die Sucht auf. (Jeder Süchtige sucht das Gleiche: emotionale Sicherheit. Aber wenn du sie gefunden hast, verschwindet noch lange nicht die Sucht!)
- ★ Wenn ich mich mehr lieben würde, dann wäre ich nicht süchtig. Ich muss also an meiner Selbstliebe arbeiten, dann hört die Sucht automatisch auf.
- ★ Süchtig zu sein bedeutet, sich selbst zerstören zu wollen. Ich bin also selbstzerstörerisch, wenn ich süchtig bin.
- ★ Wenn ich die Ursache der Sucht erkannt habe, dann hört sie auf.
- ★ Wenn ich sage »Ich bin süchtig« (wie es in den anonymen Zwölf-Schritte-Selbsthilfegruppen für Süchtige geschieht), dann manifestiere ich es.
- ★ Wenn ich es nur wirklich will und eine neue Entscheidung treffe, dann hört das süchtige Verhalten auf.

Lieber Leser, wenn all das zutrifft, wenn sich die Sucht auf diese Weise ändern lässt, dann ist es schlichtweg keine Sucht.

Entsprechend den ICD-10 (Internationale Klassifikation psychischer Störungen) ist Sucht definiert durch einen starken Wunsch oder eine Art Zwang, Alkohol oder eine andere Substanz zu konsumieren. Verminderte Kontrollfähigkeit bezüglich des Beginns, der Beendigung und der Menge des Konsums liegt vor. Ein körperliches Entzugssyndrom bei Beendigung oder Reduktion des Konsums tritt auf, ebenso eine Toleranz bezüglich der konsumierten Substanz. Andere Interessen werden zunehmend zugunsten des Konsums von Alkohol oder einer anderen Substanz vernachlässigt. Es besteht ein erhöhter Zeitaufwand, um den Alkohol oder eine andere Substanz zu konsumieren oder sich von den Folgen des Konsums zu erholen. Der Konsum von Alkohol oder einer anderen Substanz wird trotz Nachweises eindeutiger schädlicher Folgen wie zum Beispiel Leberschädigung fortgesetzt.

Da gilt auch für nichtstoffliche Abhängigkeiten wie zum Beispiel Beziehungssucht, Sexsucht, Spielsucht oder Kaufsucht. Und ich kann es in Bezug auf Zucker nur bestätigen. Es braucht sehr viel Ehrlichkeit, um sich einzugestehen, wie umfassend das süchtige Verhalten alle Lebensbereiche verändert und dominiert. Warum ist es so schwer, sich diese Krankheit einzugestehen, viel schwerer, als zum Beispiel anzuerkennen, dass man einen verschobenen Lendenwirbel hat, der einer Therapie bedarf? Weil dir deine Sucht einen lebensnotwendigen Dienst erweist.

Denn jede Sucht, wirklich jede, dient einer der wichtigsten und ältesten Gehirnfunktionen, ist ein Werkzeug eines wesentlichen Anteils unseres Gehirnes: der Schmerzvermeidung, die im sogenannten limbischen System angesiedelt ist. Das limbische System dient der Verarbeitung von Emotionen und regelt unser Triebverhalten.

Albern, sagst du, süchtig zu sein tut doch weh, wie soll das der Schmerzvermeidung dienen?

Wie entsteht eine Sucht?

Sehr einfach: Du lernst während einer sehr traumatischen Situation einen starken Belohnungsimpuls kennen.

In einer Schmerzsituation, in einem Schockzustand, bekommt dein Gehirn durch ein Verhalten oder eine Substanz also plötzlich Reize im Belohnungszentrum.

Du kannst dir vorstellen, dass deine Schmerzvermeidung sich das merkt und diese Erfahrung auf der Stelle als hervorragend funktionierendes Werkzeug zur Schmerzvermeidung zu nutzen beginnt.

Sofort verknüpft sich also das Verlangen nach der Substanz oder dem Verhalten mit dem Gehirnzentrum, das die Schmerzvermeidung regelt. Seien wir ganz genau: Das Gefühl, das durch ein bestimmtes Verhalten oder eine Substanz in dir ausgelöst wurde, aktiviert das Belohnungszentrum, hier entsteht die Verknüpfung zwischen Auslöser und positiver Emotion. Das Gehirn wird nun trotz des momentanen traumatischen Zustandes von Glückshormonen überschwemmt. Das Schmerzzentrum »hängt sich dran« und nutzt dieses positive Gefühl und die dadurch ausgeschütteten Glückshormone von nun an als effektiven, weil verfügbaren Schmerzvermeidungsmechanismus. Je öfter du nun dieses Verhalten nutzt, um dich besser zu fühlen (was natürlich völlig unbewusst passiert), desto stärker wird die unbewusste Verbindung zwischen Stoff oder Verhalten, Lustgewinn und Schmerzvermeidung. Irgendwann brauchst du nur noch einen klitzekleinen Reiz, ein Bild deiner Substanz, ein Wort, eine Kopfbewegung, um dich an den Auslöser deines süchtigen Verhaltens zu erinnern, und schon läuft das Suchtprogramm in voller Länge ab.

Ein Beispiel: Eine Klientin war mit siebzehn Jahren sehr verliebt in einen Jungen, der einiges an Marihuana rauchte. Dieser war ab und zu für sie verfügbar, gerade so, um sie bei der Stange zu halten, doch genauso oft entzog er sich ihr. Er war neunzehn, studierte und erfüllte meiner Klientin genau das Bedürfnis nach Freiheit und Aufregung, das sie damals als junges Mädchen hatte und für das sie als streng und konservativ erzogenes Leistungskind keinen Ausdruck fand. Sie war außerdem ein Scheidungskind, was für ihr Inneres Kind bedeutet: Spiel mit mir das Nähe- und Distanzspiel, und ich hänge an der Angel – zumindest mit siebzehn. Viele Jahre später lernte sie einen Mann kennen, der ihr sehr gefiel, doch als Partner nicht infrage kam, das war ihr klar. Zu vieles passte zwischen ihnen gar nicht. Warum sie sich dennoch süchtig an ihn kettete, lag an seinen Augen. Er hatte diese leicht geschwollenen Lider, die vom Marihuanarauchen kommen können – er erinnerte sie an ihre erste unerfüllte Liebe. Ist das zu fassen?

»Mir war das bewusst, doch der Angelhaken stak mir schon im Herzen. Nein, eben nicht im Herzen, sondern da, wo ich den Kampf um die Liebe des ersten Mannes noch immer zu gewinnen versuchte, statt meine Niederlage anzuerkennen«, sagte sie in einer Sitzung.

Auch das geschah aus Schmerzvermeidung. Lieber kämpfte sie, als sich geschlagen zu geben und den Schmerz anzuerkennen. Sie scheiterte ein zweites Mal und sagte in einer Sitzung: »Ich hoffe nun sehr, das war's für mich mit unerfüllter Liebe ...« Und ja, das war's mit unerfüllter Liebe. Sobald sie den süchtigen Kampf um Liebe aufgab, lernte sie einen netten, aufrichtigen Mann kennen, der ihr Herz wirklich berührte. Undramatisch, erfüllend, reif. Das klingt nicht besonders romantisch, ist es auch nicht. Es ist Liebe. Kein romantisches Sehnen nach Liebe, mit dem viele Liebes- und Beziehungssüchtige echte Erfüllung verwechseln. Weil wir als Kinder immerzu auf Liebe gewartet haben, halten wir das Warten auf Liebe nun für die Liebe selbst. Es ist aber nach wie vor einfach nur Warten.

Später mehr dazu, wie man den süchtigen Kampf aufgibt.

Ein anderes Beispiel: Du bist allein, weinst, bist ein Kind, bist in Not, weißt nicht, ob du verlassen wurdest oder ob deine Mutter in ein paar Minuten wiederkommt. Das kannst du auch nicht wissen, denn du kennst keine Zeit und kannst dich noch nicht selbst halten. Dein Stammhirn weiß aber eines ganz genau: Du wirst sterben, wenn sich nicht innerhalb von achtundvierzig Stunden jemand um dich kümmert. Dein Weinen drückt zu Beginn ein leichtes Unwohlsein aus, eine Beunruhigung, doch schon bald entsteht Todesangst. Zu Recht! Denn die Erfahrung zu sterben, wenn die Mutter weg ist, ist real und weit verbreitet. Bei indigenen Völkern werden die Kinder überall mit hingenommen, sie werden nicht allein gelassen, sie haben immer Körperkontakt – so, wie es bei einigen Tierarten auch der Fall ist. Allein gelassen zu werden bedeutet für Kinder den sicheren Tod, und das Stammhirn weiß das. Für ein Baby ist es eine brandneue Erfahrung, allein gelassen und dann vor dem sicheren Tod gerettet zu werden. Wir wissen als Erwachsene vielleicht, dass wir als Kind weder dem Tod noch dem Verlassenwerden nah waren. Aber das Innere Kind, das damals geprägt wurde und heute in uns wirkt, weiß es nicht, und vielleicht stimmt es auch nicht, vielleicht waren wir in Lebensgefahr, zumindest potenziell.

(Heißt das, wir sollen unsere Babys immer mit uns herumtragen, wie es zum Beispiel im Buch »Auf der Suche nach dem verlorenen Glück«* propagiert wird? Nicht unbedingt. Es ist aber sehr wichtig zu verstehen, was durch das Alleingelassenwerden ausgelöst werden kann. Warum? Damit du das Innere Kind in dir jetzt auffangen kannst!)

---

* Jean Liedloff: »Auf der Suche nach dem verlorenen Glück. Gegen die Zerstörung unserer Glücksfähigkeit in der frühen Kindheit«, C. H. Beck 2015.

Du weinst also. Deine Mutter kommt und schiebt dir etwas Süßes in den Mund, damit du ruhig wirst. Dein Gehirn erkennt Nahrung, Zucker sogar, also schnell verfügbare Energie, es geht dir auf der Stelle besser. Natürlich geht es dir deshalb besser, weil deine Mutter auf einmal wieder da ist. Aber nicht nur. Auch der Zucker selbst trägt viel dazu bei, aktiviert er doch das Belohnungszentrum im Gehirn. Augenblicklich hören Angst und Schmerz auf. Was geschieht im Gehirn? Dein Zentrum der Schmerzvermeidung wird mit dieser Erfahrung von plötzlicher Erleichterung, ja, vom Glücksgefühl durch Zucker verknüpft. Von nun an wird dein Gehirn dich nötigen, genau diese Substanz zur Schmerzvermeidung einzusetzen. All das spielt sich völlig unbewusst ab. Immer dann, wenn du dich ab jetzt unwohl fühlst, nicht nur, wenn deine Mutter weg ist, wird diese Verknüpfung zwischen Schmerzvermeidung und dem Lustgewinn durch Zucker aktiv. Und je unterschwelliger, unbewusster dieses Unwohlsein in dir herrscht, desto süchtiger wirst du. Warum? Weil die Vorgänge im limbischen System, im Emotionshirn, zum Unterbewusstsein gehören und umso aktiver sind, je mehr du aus diesem Gehirnteil heraus agierst und lebst.

Und hier kommt das Innere Kind ins Spiel. Denn das Innere Kind ist Träger fast aller emotionalen Schmerzen, an denen du leiden könntest, und hat seinen Ursprung im limbischen System. Wenn du aus dem Inneren Kind heraus lebst, agierst und fühlst, weil du es nicht anders gelernt hast, dann ist dein Schmerzvermeidungszentrum ständig aktiv. Und weil es ein besonders gut funktionierendes Werkzeug zum Lustgewinn kennt, sei es ein Lächeln, das du anderen abringst, indem du brav bist, sei es ein Lob, das du für deine Angepasstheit bekommst, sei es Zucker, Heroin oder Angel Dust, wird dich dein Gehirn nötigen, diese Substanz zu dir zu nehmen. Eine Droge ist für dein Gehirn wie ein Werkzeug, mit dem es Schmerzvermeidung betreibt. Es gibt eine Schmerzmittelwerbung, deren Slogan hier hervorragend passt: »... schaltet den Schmerz ab. Schnell.« Und genau darum geht es deinem Gehirn.

Nach einer kleinen Weile tritt das ein, was eine Sucht so tragisch und so unfassbar schwer zu heilen macht: Die Sucht selbst fügt dir Schmerzen zu. Du wirst dick, dein Körper wird dir peinlich. Du verleugnest dich selbst, du bekommst Entzugserscheinungen. Du kannst nicht mehr gut atmen. Du weißt im Geheimen, dass du dir selbst schadest, und schämst dich. Deine Beziehungen funktionieren nicht gut, du bist ständig in Geldnöten. Jede Sucht hat ihre eigene Tragik, aber tragisch ist sie zwangläufig. Dein Gehirn hat also eine sehr effiziente

Möglichkeit gefunden, auf Schmerzen zu reagieren, und wendet dieses Mittel an. Das Mittel selbst schadet dir und erzeugt neue Schmerzen. Dein Gehirn erkennt nur »Schmerz«, also sendet es noch dringlichere Impulse, endlich wieder das Schmerzmittel zu nutzen.

Das Problem bei einer Sucht ist die beinah untrennbare Verknüpfung zwischen der so tief greifenden Schmerzvermeidung und dem oder der zunächst Lustgewinn erzeugenden, dir auf die Dauer aber schadenden Stoff oder Verhaltensweise. Und es geht noch weiter: Wenn Entzugserscheinungen kommen, seien sie körperlich, emotional oder beides, wirkt die Schmerzvermeidung, noch bevor du das in voller Intensität spürst. Denn sie gibt nicht gern ihre bewährtes Mittel auf! Würdest du bewusst spüren, was deine Sucht in dir anrichtet – die Scham, die Schmerzen, die Angst, die Wut, die Ohnmacht –, dann könnte dein Belohnungszentrum seine Illusion über dein Suchtmittel nicht mehr aufrechterhalten. Eine natürliche, innere Aversionstherapie käme in Gang.

Das vermeidet dein Gehirn aber, und so erlebst du die negativen Gefühle, die mit den Folgen deiner Sucht einhergehen, nur unterschwellig, gedämpft, leicht zu beschwichtigen.

Ich erlebe das so: Ich stelle mich auf die Waage. Ich weiß ganz genau, dass ich mehr wiege, als für mich gut ist, als sich gesund und stimmig anfühlt, und ich weiß auch, wann und wie ich mir das Fett angefressen habe. Ich drücke das so grob aus, weil es keinen Sinn hat, zimperlich zu sein, wenn es um Süchte geht.

Die Zahl, die erscheint, erschreckt mich. (Höre auf, dir einzureden, dass du lernen musst, dein Wohlbefinden unabhängig vor einer Zahl zu machen, wie das oft gesagt wird. Das ist Unsinn. Eine Waage ist ein Messinstrument und kein Gerichtshof, und egal, wie du damit umgehst, du musst dich deiner Wahrheit stellen, wenn du genesen willst.)

Ich erschrecke also, aber natürlich wusste ich insgeheim sehr wohl, dass ich zu viel wiege. Will ich das wissen? Nein. Verschleiere ich? Ja. Fühle ich mich den Tag über irgendwie unwohl, gedrückt, latent aggressiv? Ja. Warum? Weil ich meine Wahrheit verdränge, nämlich die, dass ich ausdrücklich abstinent werden sollte vom zwanghaften Überessen. Warum verdränge ich die Wahrheit, das ist doch sonst nicht meine Art? Weil mein Belohnungszentrum diesen so hervorragend funktionierenden Lustgewinn nicht kampflos aufgibt. Sogar jetzt beim Schreiben spüre ich die Scham über die überflüssigen Kilos nicht so scharf, wie ich sie in Wahrheit in mir erlebe.

Das ist das Wesen der Sucht. Du nutzt ein Mittel, um Angst und Schmerzen zu therapieren, und handelst dir damit ein noch viel tiefer sitzendes Problem ein, das dein Gehirn zu noch mehr Vermeidungsverhalten nötigt: Scham.

Es nutzt dir überhaupt nichts zu entscheiden, dein süchtiges Verhalten aufzugeben. Denn dein limbisches System interessiert sich nicht für deine Entscheidungen. Es reagiert ausschließlich auf Emotionen und ist bestrebt, dich in einem ausgeglichenen Zustand zu halten, der dich möglichst wenig Energie kostet. Das ist auch gut so, denn es regelt einen wichtigen Teil deines lebenserhaltenden hormonellen Energiehaushaltes. Du kannst nicht ständig emotional aufgeputscht und im Schmerz oder einem sonstigen Drama sein, das ist Stress für den Körper und somit lebensgefährlich. Dein Gehirn tut alles, was nötig ist und ihm sinnvoll erscheint, um dich in einem moderaten Zustand zu halten, damit du möglichst lange lebst. Dass die Funktionen dieses Hirnteils nicht von deinen bewussten Entscheidungen abhängig sein dürfen, ist verständlich. Denn du hast keine Möglichkeit, all deine inneren Zustände und Vorgänge zu überblicken und zu kontrollieren (außer du praktizierst eine entsprechende Technik, doch die erfordert lebenslanges Üben, und darum geht es hier auch nicht). Und als Kind, in der Zeit also, in der du ein wahrnehmendes, fühlendes, aber noch nicht bewusst denkendes Wesen bist, schon gleich gar nicht.

Zum großen Teil sorgt dein Körper in jeder Hinsicht, auch emotional, für sich selbst. Also nutzt das Schmerzvermeidungszentrum alles, was dich beruhigt, befriedet, dir ein gutes Gefühl vermittelt, selbst wenn sich dieses gute Gefühl stark abnutzt und viel Unangenehmes nach sich zieht. Das Problem ist: Dein Gehirn kann nur das nutzen, was du ihm anbietest. Es kann dir Bedürfnisse vermitteln, die nach Liebe, Glück, Frieden, Harmonie, auch die nach dem Verlassen von ungesunden Situationen, aber die äußeren Umstände bestimmst am Ende du selbst, wenn du erwachsen genug bist. Und als Kind musst du sowieso das nehmen, was du kriegst. Das heißt, du kannst auf deine Bedürfnisse nur mit den Mitteln antworten, die du kennst und zur Verfügung hast.

Dein limbisches System erkennt nicht, dass ebenjene Droge, die du zu dir nimmst, für ein unangenehmes Gefühl sorgt, denn diese Droge ist bereits unter »Lustgewinn« abgespeichert. Solange der Lustgewinn auch nur ein wenig stärker oder schneller eintritt als der darauf folgende Schmerz und die Scham, erkennt dein Gehirn eine Droge nicht als schädigend. Dazu kommt natürlich, dass viele Substanzen auch körperlich abhängig machen, manche auf der Stelle. Doch egal, ob eine Substanz oder ein Verhalten ausdrücklich suchterzeugend ist oder nicht, wenn dein Belohnungssystem damit verknüpft ist und deine Schmerzvermeidung darauf zugreift, wirst du schnell abhängig.

Heißt das, jede Sucht liegt in der Kindheit begründet? Nein. Eine Sucht entsteht, wenn dein limbisches System in einer Notsituation einen starken Belohnungsimpuls bekommt. Die Notsituationen selbst aber sind zumeist Überbleibsel aus unseren emotionalen Kindheitserfahrungen. Die Tendenz, suchtkrank zu werden, ist vererbbar (beim Alkoholismus weiß man das), denn wie schnell du nach etwas süchtig wirst, hat mit bestimmten Hirnschranken zu tun, mit hormoneller Ausschüttung, damit, wie gut dein Gehirn in der Lage ist, auch ohne äußere Stimuli Glückshormone zu erzeugen. Und natürlich trägst du als Kind die emotionalen Lasten der Eltern, ja, der ganzen Ahnenreihe – je geheimer und unterdrückter, desto schwerer trägst du daran. Das Schmerzverarbeitungs- und Schmerzvermeidungszentrum deines Gehirnes ist vielleicht bereits durch die Geschichte deiner Ahnen völlig ausgelastet und kann nichts weiter verarbeiten. Da kommt jeder Stoff, der dich glücklich macht und das Schmerzzentrum entlastet, wie gerufen. Es ist erwiesen, dass sich traumatische Reaktionen vererben, man kann anhand der Länge einer bestimmten Eiweißkette in der DNA erkennen, ob die Eltern Traumen erlebt haben oder nicht. Und welche Eltern oder Großeltern haben keine Traumen erlebt?

Wie leicht eine Sucht entstehen kann, zeige ich dir anhand eines alltäglichen Beispiels: Ich hatte eine kleine Operation, nichts Tragisches, ambulant sogar. Ich bekam für zu Hause etwas gegen die Schmerzen, ein Beruhigungsmittel, das Schmerzen lindert und entspannt. Ich nahm die rot glänzende Pille, und schon allein daran, dass ich sie dir beschreibe, erkennst du, dass ich mich in sie verliebt hatte. Denn dieses Zeug konnte viel mehr, als nur Schmerzen zu beseitigen: Es nahm mir diese latente innere Unruhe, die ich fast immer spüre, dieses Hintergrundvibrieren, mit dem ich lebe. Es entspannte mich tief, und gleichzeitig spürte ich mich selbst ganz deutlich, ich war also nicht benebelt, sondern einfach nur angstfrei.

Woher kommt diese unterschwellige Angst, die mich immer begleitet? Ich bin ein Scheidungskind. Ich habe erlebt, dass sich meine Welt von heute auf morgen dramatisch ändern kann, und zwar nicht zum Guten. Das ist keine besondere Erfahrung, es gibt tausend Erlebnisse, die dir genau das vermitteln, das Leben ist nun einmal so. Es kann sich in Sekunden ändern, zum Beispiel, wenn jemand erkrankt, verlassen wird oder stirbt. Das macht auch nichts. Wir können unsere Gefühle verarbeiten. Aber nicht als Kind. Wenn du als Kind in deiner Not nicht gesehen und gehalten wurdest, dann bleibt diese Erfahrung, diese Gefahr, latent im System. Etwas in dir bleibt in Alarmbereitschaft und versucht, alles Mögliche um sich herum zu kontrollieren. Was zu innerer Spannung führt. Das Innere Kind weiß einfach, dass es nicht sicher ist.

Ich arbeite nun schon lange mit meinem Inneren Kind, und alles ist gut. Diese Pille aber nahm mir genau die Angst, mit der ich innerlich umzugehen versuche, ohne mich zu benebeln. Besser ging es für mein Schmerzzentrum nicht!

Ich spürte, dass ich, wenn ich mich darauf einließe, auf der Stelle süchtig danach werden könnte, und gab die restlichen Pillen weg. Ein paar Wochen später hatte ich eine zweite Operation, und ein Pfleger bot mir diese verführerische Pille an. Ich lehnte erschrocken ab, ernsthaft, ich hatte richtig Angst vor dem Zeug. Es fühlte sich einfach zu gut an. Er gab mir etwas anderes, das die Schmerzen nahm, aber nicht emotional beruhigte. Damit konnte ich sehr gut umgehen.

Verstehst du? Der Schmerz kommt aus dem Inneren Kind und wird immer wieder angeregt, durch alles, was eben so im Leben passiert. Das Suchtmittel nun nimmt den uralten Schmerz, es besänftigt also dein Inneres Kind und seine schmerzlichen Erfahrungen. Warum ist das so? Weil dein innerer Erwachsener ganz anders mit diesen schwierigen Situationen umgehen könnte und würde, wäre er nur entwickelt und würdest du dich ihm nur anvertrauen. Wüsste ich nicht um meine innere Anspannung, wüsste ich nicht, dass ich mich selbst halten kann und dass der Preis, den ich für dieses bisschen Frieden zahlen würde, auf die Dauer horrend wäre, hätte ich mich vielleicht in eine Tablettenabhängigkeit hineinbegeben. Der Arzt hatte es ja verschrieben, so schlimm konnte es nicht sein. War es auch nicht. Mich aber hat das Medikament an genau der Stelle berührt, an der ich am verletzlichsten bin, es hat mir die Angst genommen. Wer beziehungsweise was das kann, wird zu meiner Gottheit. Und so entsteht Sucht. Ganz ohne Absicht, einfach so. Nicht aus Selbstbestrafung. Sondern aus dem gesunden Wunsch, sich gut zu fühlen, aus der lebensnotwendigen Schmerzvermeidung heraus.

Du verstehst nun, warum eine Entscheidung, dich anders zu verhalten, nicht viel verändert, denn du kannst es nicht umsetzen. Dein limbisches System ist stärker als deine Willenskraft, das muss es auch sein, denn es reguliert deine emotionalen Reaktionen und damit die dazugehörigen hormonellen Ausschüttungen.

Wenn du ernsthaft von deiner Sucht genesen willst, dann gibt es einige wirklich hilfreiche Mittel, die alle auf ihre Art wirken und alle gemeinsam notwendig sind:

1. Entkopple dein Suchtmittel vom Schmerzvermeidungs- bzw. Belohnungszentrum.

Wie entkoppelt man eine Substanz oder ein Verhalten vom Belohnungszentrum? Auch wenn ich das selbst nicht gern höre: durch Abstinenz (von lat. abstinere = sich entfernen, sich fernhalten).

Der Vollständigkeit halber: Einige Verhaltenstherapeuten nutzen die sogenannte Aversionstherapie, dabei wird der Lustgewinn, den du durch ein bestimmtes Verhalten oder einen bestimmten Stoff erlebst, durch Abscheu oder Ekel ersetzt, du wirst quasi umprogrammiert. Wenn du zum Beispiel Elektroschocks verabreicht bekommst, während du Schokolade isst, dann verkoppelt sich der körperliche Schmerz mit dem Geschmack von Schokolade, und dein Gehirn löscht die Erfahrung »Lustgewinn«. Von nun an wird dein limbisches System beim Anblick von Schokolade »Schmerzen« signalisieren und sie vermeiden. Weil der Lustgewinn aber wirklich sehr tief im Unterbewusstsein angesiedelt ist und zudem noch ein Werkzeug der Schmerzvermeidung darstellt, funktioniert diese Methode nur unzureichend und braucht viele schmerzhafte Wiederholungen. Dein Lustzentrum vergisst den ersten Kick, diese erste Erleichterung, nicht so schnell. Diese Methode wird nur bei besonders schweren, lebensbedrohlichen, sich selbst schädigenden Verhaltensweisen angewandt.

In der Raucherentwöhnung wird diese Therapieform oft genutzt, natürlich ohne Elektroschocks. Doch wenn die wahren Ursachen, nämlich der Schmerz und die Angst des Inneren Kindes, weiterhin nicht erkannt und befriedet werden, kann man getrost davon ausgehen, dass der entwöhnte Raucher ein anderes Suchtmittel finden wird. Suchtverlagerung sieht zwar in der Erfolgsstatistik einer bestimmten Methode gut aus, dient uns aber natürlich in keiner Weise.

Abstinenz vom süchtigen Verhalten also. Heißt das, ich darf nie wieder mein Suchtmittel zu mir nehmen, auch nicht in kleinen Portionen? Ja, das heißt es. Bei bestimmten Suchtformen hängt dein Leben davon ab, dass du dich ernsthaft enthältst und nüchtern wirst. Alkoholiker können nicht ein bisschen trinken. Sie können es einfach nicht. Spielsüchtige können nicht einfach einmal ein bisschen zocken, nur zum Spaß. Echte Freiheit erfährst du nur, wenn du dich ernsthaft deines Suchtstoffes enthältst. Ich kann das nicht immer. Ich weiß aber gerade deshalb, dass es stimmt, denn ich fühle mich in süchtigen Phasen, auch wenn sie nicht dramatisch sind, nicht wirklich frei. Die meisten Süchtigen leben irgendwo zwischen lebensbedrohlicher Sucht und echter Abstinenz, also Nüchternheit. Deine Abstinenz vom Suchtstoff bestimmt den Grad deiner Lebensfreude und Freiheit, so einfach ist das. Genau so erlebe ich es. Das kann ich mir schönreden, solange ich will, es ist einfach so. Ich bin glücklicher und freier, selbstbewusster, wenn ich keinen Zucker esse, nicht nur aus gesundheitlichen Gründen. Natürlich schadet Zucker dem Körper, und es geht jedem besser, der keinen isst. Ich meine aber etwas anderes. Sich des persönlichen Suchtstoffes zu enthalten macht den Kopf auf eine Weise frei, die nichts mit dem zu tun hat, was rein physiologisch im Körper passiert. Das Suchtverhalten tritt bei Abstinenz in den Hintergrund: Ich bin nicht mehr ständig damit beschäftigt, mein Essverhalten zu kontrollieren, was einen immensen Energieaufwand bedeutet, sondern ich lasse den Zucker weg, fertig, aus. Mit einigen Lebensmitteln mache ich das sehr konsequent, muss ich das machen. Es gibt Nahrung, mit der ich ernsthaft nicht umgehen kann, und die kommt mir auch nicht ins Haus. Meine Familie muss das respektieren. Erdnussbutter zum Beispiel, überhaupt Nüsse. Ja, sie sind gesund. Das nutzt aber nichts, wenn mein Körper süchtig darauf reagiert. Bestimmte Süßigkeiten. Ich kann mit einigem besser umgehen als mit anderem, und das hängt sehr von der Prägung meines Inneren Kindes ab. Finde heraus (und sei dabei radikal ehrlich), womit du umgehen kannst und womit nicht. Halte dich von Letzterem fern.

Heißt das, dass du nur nach Stoffen süchtig wirst, die dein Inneres Kind kennt? Natürlich nicht. Achte aber vor allem auf das, womit du als Kind immer beruhigt oder abgelenkt wurdest. Die Wahrscheinlichkeit, dass hier ein Grundstein deiner Sucht liegt, ist groß.

2. Nimm deinem Emotionalhirn so viel Schmerz wie nur möglich ab, damit es nicht ständig überlastet ist.

Wie geht das denn? Machen wir einen kleinen gedanklichen Ausflug.

Was ist denn der wirklich entscheidende Unterschied zwischen einem Kleinkind und einem Erwachsenen? Die Reife des Gehirns. Ein kleines Kind hat keine Möglichkeit, bewusst und abstrakt zu denken. Damit hat es auch keine Möglichkeit, seine Gefühle und Wahrnehmungen aktiv und bewusst zu verarbeiten, zu hinterfragen, einzuordnen und zu unterscheiden, wessen Gefühle es überhaupt spürt. Kinder fühlen alles, was es zu fühlen gibt: die Wut der Mutter, die Trauer des Vaters, die Freude, die Begeisterung, die Verzweiflung, alles. Da sie noch keinen ausgereiften Gehirnteil (nämlich den präfrontalen Cortex) haben, mit dem sie unterscheiden können, welches Gefühl ihr eigenes ist und welches zu einem anderen Menschen gehört, verarbeitet ihr Schmerzzentrum (die Amygdala) jedes Gefühl, dem sie ausgesetzt sind. Ein Kleinkind schluckt, um es einmal bildlich auszudrücken, jedes Gefühl und versucht, es zu verdauen, auch die Gefühle, die gar nicht seine eigenen sind. Dass das emotionale Verdauungssystem damit überlastet ist, kann man sich leicht vorstellen. All das wäre an sich kein Problem, denn es gibt in uns die sogenannte Resilienz.

Als Resilienz (lat. resilire = abprallen, zurückspringen, im Sinne von Widerstandsfähigkeit) bezeichnet man die Toleranz eines Systems gegenüber Störungen. Je toleranter ein System gegenüber Störungen ist, desto stabiler ist es. Ein Kindergehirn ist außerordentlich tolerant gegenüber Störungen, was nichts anderes heißt, als dass ein Kind sehr viel aushalten kann. Das muss es auch, denn es will ja überleben. Das bedeutet aber noch lange nicht, dass aufgrund der Resilienz keine emotionalen Störungen auftreten.

Wäre ein Erwachsener verfügbar, der dem Kind das gibt, was es sich selbst noch nicht geben kann, Trost, Halt, Geborgenheit und die Möglichkeit zu erkennen, welche Gefühle zu ihm gehören und welche nicht, könnte das Kindergehirn viele Erfahrungen unbeschadet, das heißt, ohne sie mit viel Energieaufwand verdrängen zu müssen, verarbeiten. Bleibt die Unterstützung durch Erwachsene aus, organisiert sich das emotionale Verarbeitungssystem selbst und nutzt die Mittel und Informationen, die ihm bereits zur Verfügung stehen: Das Kind atmet zum Beispiel flacher, um sich selbst weniger zu spüren, es entwickelt bestimmte Verhaltensweisen, um zu gefallen oder um weniger aufzufallen, vor allem aber findet es Wege, die eigenen unangenehmen Gefühle zu dämpfen und positive zu erzeugen.

Ist es ein wenig älter, kann ein Kind zwar erkennen, dass ein bestimmtes Gefühl nicht zu ihm gehört, aber es hält sich selbst für den Auslöser dieses Gefühls. Es hat noch keine Möglichkeit zu erkennen, dass Dinge geschehen, die nichts mit ihm zu tun haben, weil das die Fähigkeit zum abstrakten Denken voraussetzt. Ein Kind bezieht alles, was geschieht, auf sich selbst, hält sich immer für Ursache und Auslöser – besonders für schmerzliche und bedrohliche Reaktionen anderer. Das ist auch sinnvoll, denn das Überleben des Kindes hängt davon ab, dass die Menschen, die es versorgen, stabil sind. Es kann nicht anders, als auszugleichen und alles zu tun, damit seine Umgebung so sicher ist wie nur möglich. Ein kleines Kind MUSS die Gefühle anderer auf sich beziehen. Denn sein Leben hängt davon ab, dass es, wenn schon nicht geliebt, so doch wenigstens versorgt wird.

Da all das unbewusst geschieht, denn das Bewusstseinszentrum ist noch nicht ausgereift, kann ein Kind seine Erfahrungen nicht bewusst verarbeiten. Es ist dem Schmerzvermeidungszentrum und dem Belohnungszentrum ausgeliefert, ist nicht in der Lage, bewusst für sich zu sorgen. Also geschieht das unbewusst durch Anpassung an die Umstände. Die Anpassungsmuster sind: Flucht, Erstarrung, Angriff. Kinder sorgen dafür, dass die Menschen, die sie versorgen, so stabil bleiben wie nur möglich, und nehmen dabei jede emotionale Last auf sich. Alles ist besser, als zu sterben, und so werden Kinder krank oder verhalten sich auffällig, um das emotionale Feld zu befrieden oder um auf sich aufmerksam zu machen. Noch einmal, ich kann es nicht oft genug sagen: Das müssen Kinder tun, sonst sterben sie.

Wenn wir nun bewusst die Verantwortung für die Sicherheit unseres Inneren Kindes übernehmen und wenn es die Lasten, die es trägt, ablegen darf, dann kommt es zur Ruhe und muss nicht ständig den gleichen Schmerz reproduzieren. Dazu später mehr.

3. Sorge für echte emotionale Sicherheit.

Das Wichtigste für ein Kind ist nicht Liebe, sondern Sicherheit. Es nutzt einem Kind nichts, wenn es geliebt wird, aber keine Stabilität erfährt. Das eine bedingt nicht zwangsläufig das andere. Liebe erzeugt nicht automatisch ein sicheres Umfeld. Weil Kinder mehr als alles andere ebendiese Sicherheit brauchen – die Sicherheit, gewaschen zu werden, es warm zu haben, genährt zu sein, schlafen zu dürfen, wenn sie müde sind, beschützt zu werden, sich entfalten, die eigenen Möglichkeiten ausschöpfen zu dürfen und viele Aspekte mehr –, sorgen sie selbst dafür, dass sie in größtmöglicher Sicherheit sind, zum Beispiel durch rigides oder sehr angepasstes Verhalten. Jede Sucht vermittelt Sicherheit und das Gefühl, die Dinge unter Kontrolle zu haben, auch wenn das natürlich nicht zutrifft. Du hast, wenn du einer Sucht frönst, ein Mittel gefunden, um deine schmerzlichen Empfindungen, deine Wut, deinen Frust unter Kontrolle zu halten, und damit erfüllt sie ihren Zweck. Doch natürlich lässt sich die Sucht per definitionem selbst nicht kontrollieren, und so begibst du dich aus einer Unsicherheit, der emotionalen, in eine noch viel größere.

Weil ein Kind sich selbst Sicherheit in Form von Kontrolle erschafft, indem es unbewusst innere Regeln aufstellt und Verhaltensmuster ausbildet, die bei den Eltern und anderen Bezugspersonen bestimmte emotionale Reaktionen hervorrufen oder verhindern sollen, entsteht ein sogenanntes falsches Selbst, ein nach außen hin meist hochfunktionales Konstrukt. Das Gehirn reift heran, doch das Kind bleibt, besonders wenn es in einer emotional unsicheren Umgebung aufwächst, im falschen Selbst, im Kontroll-, Schmerzvermeidungs- und Lustgewinn-Verhalten gefangen. Die meisten Menschen verwechseln dieses funktionierende Konstrukt mit dem echten, weil gereiften, selbstverantwortlichen Erwachsensein. Das Konstrukt, das falsche Selbst, fühlt nicht mehr, was es wirklich fühlt, sondern nur noch das, was es fühlen sollte, und kann deshalb auch nicht authentisch, angemessen und gesund auf das reagieren, was ihm begegnet.

Um eine Sucht zu heilen oder um Heilung zu ermöglichen, braucht der Mensch eine völlig neue Weise, mit sich selbst umzugehen: radikal ehrlich sich selbst gegenüber, emotional und mental, dabei bewusst mitfühlend, bewusst für sichere Verhältnisse sorgend.

Was bedeutet es, für sichere Verhältnisse zu sorgen? Bedeutet das, wir sollen uns eine Komfortzone suchen und uns nicht mehr aus ihr herausbewegen? Viele Menschen tun das und erfüllen damit ihr Bedürfnis nach Sicherheit.

Doch welche Lebensbereiche brauchen denn überhaupt diese sichere Umgebung, diese sicheren Verhältnisse? Nun – alle! Nicht nur dein Körper und dein verletztes Inneres Kind. Auch dein Forscherdrang, dein Wunsch, dich zu entfalten und weiterzuentwickeln, dein Wunsch, zu wachsen, Neues zu erleben, dich über dich selbst hinaus zu erheben, ja, selbst dein Wunsch, den Himmel auf die Erde zu bringen und das Schönste, Tollste, Beste zu erleben, was überhaupt möglich ist, brauchen diese Sicherheit! Die Herausforderung für uns Menschen besteht darin, all die verschiedenen, sich zum Teil widersprechenden Sicherheitsbedürfnisse zu befriedigen. Du willst finanziell versorgt sein, ein grundsätzliches Sicherheitsbedürfnis, das du nicht übergehen darfst. Und zugleich willst du dich frei entfalten, deiner Bestimmung folgen, kreativ sein oder zwei Jahre lang um die Welt reisen – auch diese Bedürfnisse brauchen einen sicheren Raum. Selbstvertrauen, Vertrauen auf die eigenen Fähigkeiten, das Wissen darum, was dein Körper gut aushalten kann und was nicht, damit du während deiner Reise nicht zusammenklappst, und so weiter. Eine Droge, jede Droge, bietet dir einen scheinbar sicheren Raum an.

Heißt das nun, wenn ich dem Inneren Kind Sicherheit gebe, bin ich nicht mehr süchtig? Es wäre äußerst unseriös, wenn ich dir das versprechen würde. Denn wenn du erst einmal süchtig bist, brauchst du keinen äußeren Anreiz mehr, auch keine inneren Ursachen, um weiterhin süchtig zu bleiben. Die Sucht nährt sich ab einem gewissen Punkt selbst. Der Schmerz, die Unruhe, das Unwohlsein während des Entzuges sorgen schon dafür, dass du wieder nach deinem bewährten emotionalen Schmerzmittel, seien es unerfüllte, dramatische Beziehungen, sei es der Kontrollzwang, den du in der Magersucht nutzt, oder was auch immer, greifst. Zumal ich erlebe, dass wir alle trotz all der inneren Arbeit immer wieder Schmerzen durchstehen müssen, für uns selbst und auch für das Kollektiv. Die Antwort auf unsere Gefühle aber darf sich ändern: Statt Drogen jeder Art dürfen echte Selbstfürsorge, echtes Selbstmitgefühl wirksam werden. Statt durch- und auszuhalten, dürfen wir lernen, uns liebevoll selbst zu halten, auch dann, wenn es uns nicht gut geht und wir uns gerade selbst nicht ertragen können.

Denn auch wenn die Sucht nicht zwangsläufig und vollständig verschwindet, wenn wir dem Inneren Kind Sicherheit vermitteln, so kannst du davon ausgehen, dass sie ganz bestimmt weiterhin ihr Unwesen in dir treibt, wenn du das nicht tust.

4. Erschaffe dir Möglichkeiten, dein Belohnungszentrum auf eine Weise anzuregen, die nicht deine Sucht befriedigt.

Wenn ich müde bin, dann kommt mir in den Sinn, etwas zu essen. Bin ich durstig, esse ich. Bin ich aufgeregt, esse ich. Bin ich – ach, irgendwas, esse ich. Warum? Weil mein Gehirn auf jedes Bedürfnis stereotyp mit der gleichen Idee zur Bedürfnisbefriedigung aufwartet. Warum tut es das? Weil ich süchtig bin. Ganz einfach. Es ist meine Aufgabe, dem ersten süchtigen Befriedigungsimpuls zu widerstehen, indem ich ihn als solchen erkenne. Erst danach kann ich erkennen, was ich wirklich brauche. Esse ich aber, dann bekommt mein Gehirn die Information: Bedürfnis erfüllt. Auch wenn das nicht wirklich stimmt. Ich spüre nicht mehr, was ich wirklich brauche, und deshalb spüre ich auch nicht, ob ich mich überfordert habe, ob ich eine ungesunde Beziehung führe oder ob ich überhaupt meinem eigenen, mir selbst innewohnenden Lebensplan folge. Und das ist das Perfide an einer Sucht: Selbst wenn sie dir gesundheitlich nicht besonders schadet, schädigt sie dich immens. Du spürst deine wahren Bedürfnisse nicht mehr. Denn wenn du deine Sucht befriedigst, verschwindet das Bedürfnis. Jedes Bedürfnis. Wenn du nun aber weißt, dass deine Bedürfnisse lebensnotwendig sind, weil sie dir deinen Weg zeigen, dann ist klar, dass du sorgfältig auf die Qualität deiner Bedürfnisse achten solltest. Die Befriedigung deiner Sucht führt dich im Kreis herum, das Bedürfnis nach neuem Stoff ist vorprogrammiert, und es kommt unweigerlich.

Es ist also wichtig, dir eine Auswahl an Möglichkeiten zu erschaffen, die dich beruhigen, befrieden, erfreuen, die dir guttun und dich glücklich sein lassen. Und genau dafür bietet dir das geheilte Innere Kind eine sprudelnde Quelle voller Ideen.

Doch selbst wenn du dich innig mit dem Inneren Kind befasst und wirklich alles tust, damit es sich sicher fühlt, ist es unglaublich, wie tief die Sucht dennoch wirkt. Ich erlebe gerade so ein Beispiel. Zunächst: Ich denke, man kann mir getrost unterstellen, dass ich mit meinem Inneren Kind einigermaßen mitfühlend und liebevoll umgehe. Und ich weiß, dass ich die nachfolgende Situation auch deshalb so deutlich erlebe, eben weil ich gerade dieses Buch schreibe. Dennoch ist es sehr beeindruckend, wie machtlos bewusste, gesunde Selbstkontrolle im Angesicht der Sucht ist.

Heute bin ich aufgefordert, mich für eine Onlinekonferenz in einen bestimmten Internetchatraum zu begeben, ich habe einen Termin. Doch mein Betriebssystem oder meine Computereinstellungen passen irgendwie nicht zu diesem Chatraum. Ich bin nicht besonders gut im Umgang mit Computern, ich kann Programme anwenden, aber nur, wenn alles läuft, wie es soll. Ich komme also in Schwierigkeiten, und zwar auf vielen Ebenen. Ich bin unprofessionell, weil ich nicht pünktlich in diesem Chatraum erscheine. Unpünktlichkeit an sich bereitet mir schon Stress, aber wenn sie dann auch noch auf meiner eigenen Unfähigkeit, bestimmte Probleme zu lösen, basiert, steigt meine Tendenz zur Selbstverurteilung dramatisch an. Ich kann das technische Problem nicht selbst beheben, und die Personen, die mir helfen könnten, sind gerade nicht erreichbar, ich bin also auch noch abhängig und kann die Situation nicht selbst kontrollieren oder meistern.

Die innere Spannung steigt, und mein Drang, schnell mal eben was zu essen, steigt mit. Ich sehe das. Ich nehme mein Inneres Kind in den Arm, ich beruhige mich, rede mir gut zu, telefoniere mit meiner Konferenzpartnerin, es ist alles gut.

Und doch. Im Hintergrund blinkt meine Sucht, sie drängt mich geradezu, doch schnell Schokolade zu kaufen. Ich widerstehe ihr, ich habe jetzt sowieso einen Termin in einem Seminarzentrum, um eine Sitzung zu geben. Ich fahre direkt dorthin, mache keinen Stopp, um mir etwas Süßes zu kaufen. Ich hoffe allerdings – nein, es hofft in mir! –, dass es in diesem Seminarzentrum irgendwo einen Keks gibt, und ich kann es nicht fassen, wie tief dieses Verlangen in mir wühlt, obwohl ich es wirklich ganz genau sehe und auch alles spüre, was es eben zu spüren gibt. Ich weiß außerdem, dass das alles nicht schlimm ist, ich versage nicht, es ist wirklich alles gut. Ich weiß das. Aber »es« in mir weiß das nicht. Es hat noch nicht das bekommen, was es braucht, um sich wieder sicher zu fühlen.

Ich komme im Seminarzentrum an, und ja, tatsächlich, da liegen Kekse. Es gibt keine Möglichkeit, abstinent zu bleiben, ich muss mir so ein Ding in den Mund schieben. Und jetzt passiert das, was ich wirklich bemerkenswert finde und was es so unfassbar schwierig macht, eine Sucht wirklich zu heilen. Etwas in mir wird befriedet, und zwar spürbar. Dieser Keks funktioniert als Heilmittel gegen innere Unruhe, und das macht es so ungeheuer kompliziert. Es ist, als bräuchte mein Gehirn diesen Zucker, damit ich wieder klar denken, vor allem aber klar fühlen kann.

Ich esse also diesen Keks, und auf einmal ist alles nicht mehr so schlimm, und mein vernünftiges, erwachsenes Gehirn schaltet sich ein. Ich werde heute Abend nach einer Lösung fragen, es ist alles gut, kein Drama. Ich erlebe die Situation endlich so, wie sie in Wahrheit ist: nervig vielleicht, unangenehm, aber nicht wahrhaft bedrohlich, wie mir mein Schmerzzentrum weismachen wollte. Ich war nicht am Verhungern, und ich brauchte auch nicht wirklich diesen Zucker, wie du jetzt vielleicht annehmen könntest. Nein. Aber mein grundlegendes Bedürfnis nach Geborgenheit und Liebe, das in früher Kindheit an Zucker gekoppelt wurde, das auch nur durch Zucker befriedigt wird, kann ich selbst nicht stillen. Will ich frei werden von Sucht, muss ich lernen, auf genau diese Befriedigung zu verzichten und mich selbst damit zu halten. Es wird etwas anderes kommen, etwas Besseres, das ist schon klar, und das ist auch erprobt. Ich kenne das Gefühl von echter Freiheit, wenn ich nicht süchtig reagieren muss. Doch in diesem Fall waren es zu viele und zu große Schmerzreize: Technik, die ich nicht beherrsche, Unpünktlichkeit und keine Kontrolle über die Situation zu haben – das alles hat zu viel mit meinem Vater zu tun, als dass ich noch die innere Freiheit gehabt hätte, mich damit selbst zu halten.

War mir das vorher bewusst? Nein. Wäre es mir bewusst gewesen, hätte ich die Wahl gehabt, mich entweder besser vorzubereiten oder aber das Ganze abzusagen. Ich muss nicht alles machen und auch nicht alles können, nicht, wenn der Preis dafür zu hoch ist.

Nun könntest du sagen, nun ja, ein Keks, komm runter. Ja. Aber der emotionale Preis für diesen Keks ist zu hoch. Scham, Angst, dick zu werden, das Wissen um die Sucht, das Spüren dieser Abhängigkeit.

Das Schlimmste aber ist das: Jedes Mal, wenn du auf ein Bedürfnis mit deinem bevorzugten Suchtmittel reagierst, egal, wie bewusst du das tust, verstärkst du die innere Verknüpfung zwischen Suchtmittel, Belohnungszentrum und Schmerzvermeidungszentrum. Jedes Mal. Durch diesen einen Keks ist die Verbindung in mir noch ein bisschen tiefer, noch ein bisschen fester geworden, und beim nächsten Mal wird mein Gehirn noch schneller und selbstverständlicher mit dem Bedürfnis nach Zucker reagieren, wenn irgendetwas schiefläuft. Genauso schießt man sich Eigentore, steht sich selbst im Weg.

Nutzt es mir nun etwas, mir das Ganze schönzureden oder mich zu beschwichtigen?

Typische Vermeidungssätze sind:

- ★ Du brauchtest bestimmt den Zucker.
- ★ Du musst lernen, dich nicht mehr schuldig zu fühlen und dich nicht zu schämen, wenn du Zucker isst.
- ★ Wenn du diesen Keks bewusst isst, dann schadet er dir auch nicht.
- ★ Sage dir einfach selbst, du brauchst diesen Keks nicht.
- ★ Segne den Keks.

Lasse es mich einmal ganz deutlich sagen: Das ist alles Quatsch, wenn es um Sucht geht. Selbst wenn all das stimmen könnte, im oben erzählten Zusammenhang dienen diese Sätze nur wieder der Schmerzvermeidung, diesmal der Vermeidung des Schmerzes, die Sucht anzuerkennen.

Doch die Wahrheit über eine Sucht ist diese:

»Ich wusste nicht, dass die wenigsten Süchtigen rund um die Uhr süchtig sind, wir haben durchaus unsere stabilen Tage und Wochen. Wir können uns nur nicht darauf verlassen, dass sie stabil bleiben. Das Schlimmste an der Esssucht ist nicht das unkontrollierte Essen selbst. Das ist schlimm genug, aber es kommt und geht. Das Schlimmste ist die permanente innere Beschäftigung mit dem Essen und mit deinem Gewicht und Aussehen. Weil du weißt, zwar nicht zugibst, aber dennoch weißt, dass du keine Kontrolle über dein Essen hast, lebst du in der andauernden Angst, in den nächsten drei Wochen so viel zuzunehmen, dass du endgültig zu den Dicken gehörst. Du hast es vielleicht noch gerade so einigermaßen im Griff, kommst mit einer Kleidergröße zurecht, die du gerade noch so akzeptieren kannst – aber das Essen schwebt wie ein Damoklesschwert über dir. Du kannst nie sicher sein, dass du nicht bald aussehen wirst wie ein Walross, du lebst in der andauernden Erwartung, dass du bald für immer in Kartoffelsäcken herumlaufen musst. Wenn dir jemand sagt, dass du ›doch gut aussiehst‹, denkst du ironisch: ›Ja, vielleicht. Noch.‹ Das Problem ist, dass es stimmt. Du weißt tatsächlich nicht, wann das Essen wieder zuschlägt, du weißt aber sehr genau, dass du dann nichts dagegen tun kannst. Du weißt, dass all deine Diäten nicht funktionieren oder dass, wenn sie es doch tun, du nur vier bis sechs Wochen zu warten brauchst, bis du deine alten, unförmigen Klamotten wieder auspacken kannst.«*

Diese Erfahrungen erlebst du immer, wenn du in einem süchtigen Verhalten gefangen bist, egal, welchen Stoff oder welches Verhalten du zum Suchtmittel auserkoren hast.

Wir brauchen ein bewusst eingesetztes Gegenmittel für unser Suchtverhalten. Das Zwölf-Schritte-Suchtprogramm besagt, dass du dein Suchtmittel nicht loslassen kannst, wenn du nicht etwas Besseres an seine Stelle setzt. In den Zwölf-Schritte-Gruppen ist das eine sogenannte höhere Macht, Gott, wie du ihn verstehst, was immer eben Gott für dich ist. Das können auch deine Selbstheilungskräfte, kann die Kraft der Natur, deine eigene Seele oder ein Engel sein. Was für dich funktioniert, um dich abstinent zu halten, gilt.

Während meiner Ausbildung zur psychologischen Beraterin gab es eine Unterrichtsstunde, in der wir eine Liste schreiben sollten, was uns Freude bereitet, Kraft gibt, was uns tröstet und begeistert. Ich hatte eine sehr lange Liste. Es gibt vieles, was mir zugänglich ist und was

---

* aus: Susanne Hühn: »Loslassen und das ideale Gewicht erreichen. Ein Weg aus der Sucht, zu viel zu essen«, Schirner Verlag 2010, S. 14 f.

ich mir auch angedeihen lasse. All das kann ich machen, wenn es mir gut geht und ich nicht in emotionaler Not bin. Bin ich aber in emotionaler Not, dann schaltet mein Gehirn eben auch auf Notprogramm, Schmerzvermeidung. Diese tolle Liste wirkt nur im Frontallappen, da, wo mein Bewusstsein sitzt, nicht im Emotionalgehirn. Was soll also diese Aufforderung, die ich oben geschrieben habe? Nun, es gibt die unbewussten, sehr dunklen Zeiten, die Zeiten, in denen uns die Sucht in ihren Fängen hat, und es gibt die abstinenten, bewussten, erleuchtenden Zeiten. Und sehr viel Zeit dazwischen. Und in dieser Zeit dazwischen, wenn wir nicht zwingend zum Suchtmittel greifen müssen, das aber aus Bequemlichkeit tun, weil uns nichts Besseres einfällt, können wir sehr viel für uns tun, indem wir unser Bewusstsein schulen. Denn eine Liste zu schreiben und dann auch tatsächlich das zu machen, was auf dieser Liste steht, kannst du nur, wenn du aus dem bewussten Frontallappen heraus agierst, weit weg vom unbewussten Emotionalgehirn. Die positiven Impulse, die du schon beim Schreiben dieser Liste bekommst, kommen im Emotionalgehirn an, du agierst aber nicht aus ihm heraus, verstehst du das?

Ich nehme als Sinnbild für das Gehirn immer sehr gern unseren wunderschönen Planeten her. Ohne jede Wertung oder bewusste Zuordnung: Einige Länder besuchst du sehr oft, hier kennst du dich aus, andere sind für dich unerforschtes Gebiet. Sie wirken jedoch alle zusammen auf die Atmosphäre, egal, ob du sie kennst oder nicht. Dich bewusst um dich kümmern zu lernen ist, als bereistest du ein Land, das während deiner Reifung entstanden ist und jetzt erforscht werden will. Es war noch nicht da, als du geboren wurdest, deshalb kennst du es nicht. Einige Menschen lernen es ihr Leben lang nicht kennen. Es gibt also, um im Bild zu bleiben, ein Land, in dem du bewusst bist, dein Leben aktiv und selbstverantwortlich gestalten kannst. Und wie immer gibt es eine Komfortzone, auch wenn sie sich nicht besonders komfortabel anfühlt, nämlich dein vertrautes Land, das, in dem du aufgewachsen bist. Du gestaltest dein Leben mal bewusster, mal unbewusster und nutzt deine Vermeidungsstrategien, um nicht zu fühlen. Und immer dann, wenn eine echte, aufregende Veränderung bevorsteht, die dich zu mehr Lebendigkeit führen könnte, kneifst du, haderst, verzögest, verplemperst deine Energie mit emotionalen Dramen oder allzu vielen Zweifeln – nur um ja nicht aufbrechen zu müssen und deine Weltreise zu beginnen.

Wenn du dich in deinen emotional normalen Zeiten darin übst, deine Energie hoch zu halten und das zu tun, was dich erfüllt und dir Freude macht, dann verfällst du erstens seltener in dein Suchtverhalten, weil du dich energetisch gesehen bewusst in anderen Hirnteilen aufhältst, und zweitens wirst du auch im Notfall schneller wieder in den bewussten Zustand wechseln können.

Du erschaffst dir nach und nach eine funktionierende, schnelle Reiseroute zwischen den bekannten und den weniger bekannten Ländern, um im Bild zu bleiben.

In den folgenden Kapiteln zeige ich dir, wie du dem süchtigen, unbewussten Anteil in dir und deinem Schmerzvermeidungssystem direkten Zugriff auf gesundes, beglückendes Verhalten ermöglichen kannst.

Was kannst du tun?

Nach all dem, was du gelesen hast, ist dir sicher klar geworden, dass es einen sehr bewussten inneren Erwachsenen geben sollte, damit das Innere Kind überhaupt eine Chance hat, aus dieser Suchtschleife herauszufinden. Nur – wie findet man diesen gereiften Anteil in sich? Und was, wenn er noch gar nicht entwickelt ist? Wie spürt man das Innere Kind? Woher weiß man, welcher Anteil gerade aktiv ist? Ich möchte dich zunächst zu einer Übung einladen, die aus vier Teilen besteht und für die wir eine Technik aus der Gestalttherapie nutzen. Lies sie erst durch, oder mache gleich mit, ich begleite dich. Du brauchst nicht gleich alle Teile auf einmal zu machen, sie gehören aber zusammen, deshalb biete ich sie dir in einer einzigen Übung an.

Übung: Wer bewegt wen?

Technik: Der leere Stuhl

Nimm dir bitte vier möglichst unterschiedliche Kissen. Sitzt du lieber auf Stühlen, dann nimm dir vier Stühle. Aber auch wenn die Technik so heißt, ist es praktischer, mit Kissen als tatsächlich mit Stühlen zu arbeiten.

Teil eins

Nimm bitte zwei Kissen, und lege sie einander gegenüber. Das eine Kissen steht für dich, so, wie du dich selbst gerade erlebst, mit allen inneren Aspekten, den bewussten und unbewussten. Der Einfachheit halber, damit klarer wird, was ich meine, geben wir ihm die Farbe Lila. (Die Farbe ist völlig egal, ich mag Lila einfach.)

Das andere Kissen steht für die Sucht, worauf auch immer sich diese bezieht. Mache die Übung bitte auch, wenn du dich gerade gar nicht süchtig fühlst.

Setze dich nun auf dein lila Kissen, das, welches dich selbst verkörpert oder spiegelt. Atme, lasse dich wahrnehmen, wie es sich anfühlt, der Sucht gegenüberzusitzen. Wie geht es dir damit, was geschieht in dir? Bewerte es nicht, verändere es nicht, nimm es nur wahr. Es ist nicht sinnvoll, das, was du wahrnimmst, zu analysieren, nimm es bitte einfach nur wahr, und lasse es so stehen. Wenn du eine Erkenntnis hast, dann herzlichen Glückwunsch, aber diese darf von allein kommen, zerre sie bitte nicht herbei.

Wenn du den lila Platz genügend erforscht hast, dann stehe bitte auf. Setze dich nun bewusst auf den Platz der Sucht. Wie geht es dir dort? Erlaube auch dieser Energie, dieser Wahrnehmung, sich in dir zu entfalten, ohne sie zu analysieren, zu verändern oder zu bewerten. Wie nimmt die Sucht den Platz ihr gegenüber, also deinen, wahr, wie ist demnach das Verhältnis zwischen der Sucht und dir? Wie sieht sie dich von ihrer Warte aus? Verändere nichts, lasse es so sein, wie es ist.

Wenn du deine Studien abgeschlossen hast, dann lege das Kissen, das die Sucht verkörpert, zur Seite, so, dass du es von deinem ersten Platz aus nicht mehr siehst (weil es sonst unbeabsichtigt Teil des durch die Kissen symbolisierten Systems bleibt).

Ich erzähle dir nun, was ich in dieser Übung wahrgenommen habe. Wenn dich das in deinem Fluss stört, dann überlies bitte die nächsten Zeilen, und blättere zu Teil zwei der Übung.

Als ich auf meinem Kissen saß, erschien mir das mir gegenüberliegende Kissen der Sucht als sehr kuschelig, glänzend, irgendwie dicker und weicher, ich wollte am liebsten meinen Kopf darauf legen und es zu mir ziehen. Also ehrlich gesagt sah es aus wie ein großes, glänzendes, viereckiges Bonbon! Mein ganz normales, sogar recht tristes Kissen lockte und zog mich in den Bann, ich nahm um mich herum nichts mehr wahr. Doch ziemlich schnell schlug meine Wahrnehmung um, und mir fielen plötzlich Krümel auf dem Teppich auf, ich entdeckte eine Münze, auch ein abgebranntes Streichholz lag herum. All das lag auch vorher schon auf dem Boden, aber ich hatte es kaum wahrgenommen. Sofort wurde mir klar, dass mein Perfektionismus, der sich dadurch zeigte, dass mir all das glasklar auffiel und ich diese Gegenstände aufheben musste, ein Sucht-Ablenkungsprogramm war. Der Perfektionismus zog meine Aufmerksamkeit weg vom Essen und hin zum Putzen, das fand ich sehr nett von ihm.

Dann setzte ich mich auf den Platz der Sucht, und ich fühlte mich groß und übermächtig, aber völlig unpersönlich. Die Sucht war nicht an mir interessiert, sie war einfach da, bot mir eine Möglichkeit, die ich wählen konnte, machte mir ein Angebot. Der Platz der Sucht fühlte sich an, als sei ich der Rattenfänger von Hameln: »Ich spiele meine Melodie, und wer mir folgen will, tut das, ich übe aber keinen Druck aus. Ich verführe, aber ich lasse dabei frei, auch wenn das wie ein Widerspruch klingt. Ich verführe nicht aktiv als Sucht.« Die Sucht war immer präsent, und ich konnte sie nutzen oder nicht, so fühlte sich das an. Die Sucht musste mich nicht loslassen, denn sie hatte mich nicht im Griff. Im Gegenteil, ich hielt sie fest.

Teil zwei

Nimm bitte wieder zwei Kissen. Jenes, das für dich steht, also das lilafarbene (das brauchst du immer), und ein weiteres, das dein Inneres Kind verkörpert. Setze dich auf das lila Kissen, und lege dir das Kissen des Inneren Kindes gegenüber. Nun tue das Gleiche wie im ersten Teil der Übung: Spüre, wie es sich anfühlt, wenn dein Inneres Kind dir gegenübersitzt. Lasse auch das bitte wieder so sein, wie es ist, ohne es zu verändern, egal, wie gut oder schlecht es sich anfühlen mag. Bleibe bitte da, selbst wenn du Fluchttendenzen in dir spürst. Es geht im Gegensatz zu einer Familienaufstellung nicht darum, die Bewegungen des Systems zu vollziehen, sondern nur um die Wahrnehmung dessen, was ist.

Wenn du dich selbst in Bezug auf den Platz deines Inneren Kindes wahrgenommen hast, dann wechsle die Position, und setze dich auf den Platz des Inneren Kindes.

Bleibe da, egal, wie es sich anfühlt, und nimm die Gefühle und Körperempfindungen deines Inneren Kindes wahr. Spürst du jetzt dein komplettes Inneres Kind? Nein. Wie alles besteht dieses Innere Kind aus vielen verschiedenen Anteilen, die sich so zeigen, wie es gerade stimmig und der Situation angemessen ist. Erlaube deinem Inneren Kind einfach, sich dir zu zeigen, unreflektiert und unzensiert. Wie geht es diesem Inneren Kind, auf dessen Platz du nun sitzt, mit seinem Gegenüber, also mit dir? Achte bitte darauf, dass du das Kissen, das die Sucht repräsentiert, auch von hier aus nicht wahrnimmst, sonst wirkt sie im System. Was heißt das? Wenn du das Suchtkissen vom Platz des Inneren Kindes aus siehst, dann spürst du die Beziehung des Inneren Kindes zu dir und zu der Sucht. Vermutlich zieht das Suchtkissen das Innere Kind in den Bann. Legst du das Kissen aber nachdrücklich zur Seite, dann nimmst du zunächst nur die Beziehung zwischen deinem Inneren Kind und dir wahr.

Verändere nichts, lasse es einfach in dir wirken.

Wenn du das Gefühl hast, du hast den Platz des Inneren Kindes zur Genüge wahrgenommen, dann stehe wieder auf, und lege auch dieses Kissen zur Seite.

Teil drei

Das letzte Kissen steht für deinen inneren Erwachsenen, jenen Anteil, der gereift und frei ist, der unabhängig von kurzfristiger Schmerzvermeidung oder momentanem Lustgewinn zum Wohle eines größeren Ganzen handeln kann. Dieses größere Ganze kann auch deine Gesundheit sein oder dein Wunsch, ein bestimmtes Ziel zu erreichen. Das erwachsene Selbst lässt sich nicht durch kurzfristigen Lustgewinn von seinen längerfristigen, höheren Zielen ablenken. Es ist fühlend, aber nicht emotional, nimmt wahr, ohne zu kontrollieren, und es ist bewusst. Das bist einfach du in deinem erwachsenen, sprich gereiften Zustand. Dieser Anteil hat nichts mit dem entstandenen Konstrukt, dem falschen Selbst, zu tun, das sicherlich in deinem Leben oft agiert und vorgibt, erwachsen zu sein!

Lege also auch dieses Kissen deinem lila Kissen gegenüber, und setze dich wie immer zunächst auf deinen lila Platz. Wie fühlst du dich, wenn dir dein gereiftes Selbst gegenübersitzt? Lasse es dich wahrnehmen, vielleicht verstehst du jetzt schon einiges in dir besser. Hast du alles gespürt, was es an diesem Platz zu spüren gibt, setze dich auf den Platz deines inneren Erwachsenen, und nimm seine ungefilterte Kraft wahr. Möglicherweise ist sie dir völlig unvertraut, umso wichtiger ist es, dass du sie endlich erlebst! Diese Kraft gehört zu dir, es ist deine. Wie schaut sie auf dich?

Lasse dir wieder Zeit, und nimm alles wahr, was an diesem Platz fühlbar ist, lasse es genau so sein, wie es ist.

Hast du alles gefühlt, eventuell auch verstanden, was es zu fühlen und zu verstehen gibt, dann lege auch dieses Kissen wieder zur Seite.

Teil vier

Nachdem du nun diese verschiedenen Aspekte, die in deiner Wirklichkeit auf bislang wenig unterstützende Weise zusammengespielt haben, kennengelernt hast, wird es Zeit, sie auf neue Weise miteinander kooperieren zu lassen. Nimm dazu dein lila Kissen und das der Sucht. Lege sie einander gegenüber. Diese beiden Aspekte sind die Konstanten in deinem Energiesystem, sie kannst du nicht aktiv und absichtlich verändern, weil du keinen Einfluss auf die Sucht selbst hast. Nur auf deinen Umgang mit ihr. Lege die anderen beiden Kissen, das für das Innere Kind und jenes für das erwachsene Selbst, in Reichweite. Setze dich auf dein Kissen, und nun nimm dir bitte Zeit. Die beiden zur Seite gelegten Platzhalterkissen, das Innere Kind und der Erwachsene, brauchen beide einen guten Platz in dieser Anordnung. Probiere aus, was sich für dich gut anfühlt, und setze dich jeweils auf die verschiedenen Plätze. Achte besonders darauf, wie sich der Bezug von dir zur Sucht und von der Sucht zu dir verändert, wenn du die Kissen unterschiedlich platzierst.

Findet du absolut kein für dich stimmiges System, das die Wirkung der Sucht vermindert, dann probiere bitte diese Anordnung:

Dein innerer Erwachsener liegt vor dir, schaut dich aber nicht an, sondern steht an vorderster Front und begegnet der Außenwelt, ist Ansprechpartner für deine Umgebung. Du selbst sitzt auf deinem Kissen dahinter, schaust durch die Augen des Erwachsenen in die Welt und auch auf die Sucht. Das Innere-Kind-Kissen liegt hinter dir und ist in Sicherheit, weil du, also dein bewusstes Selbst und dein innerer Erwachsene gemeinsam, das, was auf dich zukommt, meisterst.

Üblicherweise steht das Innere Kind vorn und versucht, das Leben unter Kontrolle zu halten und alles irgendwie hinzukriegen, weil es das so gelernt hat. Doch das funktioniert nicht.

Wenn du dich nun auf den Platz der Sucht begibst, dann spürst du, dass die süchtige Energie nicht am Erwachsenen vorbeikommt, dass sie dich und das Innere Kind nicht erreicht, wenn du durch die Augen des gereiften Erwachsenen in die Welt schaust und dein Inneres Kind bewusst hütest. Warum nicht? Weil der erwachsene Aspekt sich seiner selbst bewusst ist und aus dem bewussten, gereiften Vorderhirn heraus entscheidet, wahrnimmt und handelt. Die Sucht aber rührt aus dem Stammhirn her.

Worum ging es bei dieser Übung? Du hast jetzt die unterschiedlichen Aspekte in dir gespürt (natürlich gibt es noch eine ganze Menge mehr) und hast damit ein hohes Gut erlangt: die innere Freiheit zu entscheiden, wer in dir agiert, wer wen bewegt. Wenn du genesen willst, ist es in Bezug auf die Sucht unumgänglich, dass dein Erwachsener das Innere Kind bewegt und nicht umgekehrt. Was heißt das? Der Erwachsene gibt dem Kind Raum, sich zu entfalten, gibt ihm Sicherheit und entscheidet, wann es sichtbar werden darf, weil die äußere Situation sicher ist, und wann nicht. Die Sucht selbst bewegt das Innere Kind, das lässt sich nicht vermeiden. Bewegst du ebendieses Innere Kind, dann hat die Sucht keine oder zumindest sehr viel weniger Kontrolle über dich.

Nun gehen wir einen Schritt weiter, wir kümmern uns bewusst und ausdrücklich um das Innere Kind. Wir erfüllen damit die vorhin genannten Anforderungen zwei und drei.

Ich arbeite am liebsten mit inneren Reisen, mit dem katathymen Bilderleben. Das sind weniger Meditationen als vielmehr tief greifende Therapiesitzungen. Nimm dir also bitte die Zeit, dir diese innere Reise zunächst durchzulesen, bevor du entscheidest, ob du dich auf sie einlässt!

Diese innere Reise kannst du nur schwer durchführen, wenn du gerade mitten in einer sehr süchtigen Phase bist. Dein Gehirn ist dann überflutet von Hormonen und Botenstoffen, die dich daran hindern, aus dem bewussten Hirnteil heraus in dich hineinzulauschen und bewusst Verantwortung für dich zu übernehmen. Mache sie also bitte in einer einigermaßen »trockenen« Phase. Es kann sein, dass du dich besser fühlst, wenn dir jemand während dieser inneren Reise beisteht. Komme entweder gleich zu mir in eine Sitzung, oder suche dir einen Vertrauten, der dir diese Reise vorliest oder dabei ist, wenn du die dazugehörige CD hörst. Das verletzte Innere Kind zu treffen ist ein wirklich großer Schritt. Es kann sein, dass es sich gar nicht zeigt, wenn du die Übung allein durchführst, weil etwas in dir weiß, dass du dich selbst emotional nicht halten kannst. Suche dir dann einfach Hilfe. Das heißt nicht, dass es »bei dir nicht funktioniert«, wie ich es manchmal höre, sondern nur, dass du Unterstützung brauchst und annehmen darfst. Manchmal ist das Bitten um Hilfe die schwierigste und damit die wichtigste Übung überhaupt.

Egal, wie alt du warst, als du an deiner Sucht erkrankt bist, es gibt immer ein Inneres Kind, das sich von dieser Sucht die Heilung seiner Verletzungen erhofft. Dieses Innere Kind in emotionale Sicherheit zu bringen ist einer der Schlüssel zur Genesung, deshalb lernen wir es nun kennen. Du hast das durch die erste Übung bereits symbolisch getan, nun erlaube ihm, sich dir deutlicher mitzuteilen. Dein Emotionalhirn lernt durch das, was du fühlst – und zwar nur durch das, was du fühlst. Bewusste Selbstfürsorge für dein Inneres Kind zu übernehmen gibt dir ein sicheres und gutes Gefühl in einer Situation, in der du bislang Einsamkeit, Schmerz und Trauer erlebt hast.

Innere Reise: Das süchtige Innere Kind in Sicherheit bringen

Mache es dir bequem, schließe deine Augen. Es gibt nichts mehr für dich zu tun, als einfach hier zu sein, du brauchst niemandem zu gefallen und es niemandem recht zu machen.

Gehe in deiner Vorstellung durch ein Tor, das jetzt vor deinem inneren Auge erscheint. Du gehst ein wenig spazieren, befindest dich in einer sehr gesunden, lichtvollen Natur.

Etwas in dir weiß, dass dir eine wichtige Begegnung bevorsteht, und du fühlst dich bereit und offen für diese Begegnung. Du gehst weiter und denkst an eine Situation, in der du süchtig gehandelt hast, wie immer auch dein Suchtverhalten aussah. Während du an diese Situation denkst, machst du dir bewusst, dass du ein verletztes Inneres Kind auf der Suche nach Sicherheit in dir trägst. Du gehst weiter. Erlaube dir einfach, dir diese Situation, in der sich die Sucht gezeigt hat, anzuschauen, egal, wie du dich dabei fühlst. Es geht nicht darum, dass du dich gut fühlst, sondern darum, dass du dich fühlst.

Und nun, während du spazieren gehst, rufe in Gedanken das verletzte Innere Kind, dessen Wunsch nach Sicherheit so dringlich ist. Du brauchst es noch nicht zu kennen, nicht zu wissen, wie es aussieht, rufe es einfach. Dein Rufen zeigt deine Bereitschaft, es anzuerkennen. In einiger Entfernung bemerkst du auf einmal an einer besonders schönen Stelle in dieser Landschaft ein Kind. Du gehst auf das Kind zu, ganz offen für das, was es dir zeigt. Du weißt, es ist jenes sicherheitsbedürftige Innere Kind, das du gerufen hast. Es braucht dir nicht zu gefallen, es braucht sich dir nicht einmal zuzuwenden. Erlaube dem Kind, einfach so zu sein, wie es ist. Stelle dir vor, es wäre ein Kind, das du sehr liebst. Wenn du nicht weißt, wie es ist, ein Kind zu lieben, dann liebst du vielleicht ein Tier oder eine Pflanze. Diese Liebe brauchen wir hier, diese bedingungslose, fürsorgliche Liebe, die nichts will, sondern nur schenkt.

Setze dich zu dem Kind, und sage ihm: »Ich bin jetzt da. Ich glaube dir. Ich höre dich, sehe dich, und ich nehme dich wahr.«

Egal, wie das Kind in dir reagiert, bleibe sitzen. Es darf misstrauisch und verletzt sein.

Sage ihm irgendwann: »Es gibt einen Ort, an dem du vollkommen in Sicherheit bist und nie mehr allein sein musst. Dahin würde ich dich gern bringen. Der Ort ist in meinem Herzen, und du bist dort sicher und frei zugleich.«

Wenn das Innere Kind mitkommen will, dann führe die innere Reise weiter fort, wenn nicht, bleibe für heute einfach bei ihm sitzen.

Ihr geht nun einen Weg entlang, der durch eine immer schöner und zauberhafter werdende Landschaft führt. Während ihr geht, wird dir bewusst, wie oft du als Kind Unsicherheit erfahren hast und dass es kein Wunder ist, dass du oft innerlich angespannt und in Habachtstellung bist.

Erlaube, dass auch andere Aspekte deines Inneren Kindes, die sich Sicherheit wünschen, mitkommen. Du hast sehr viele verschiedene Innere Kinder, die unterschiedliche Anteile von dir als Kind verkörpern. Ihr werdet auf dem Weg von Engeln und Krafttieren begleitet, außerdem von allen Wesen, die dir, als du Kind warst, Sicherheit vermittelt haben. Ihr gelangt an ein großes Tor, ein Wächter steht davor. Der Wächter erkennt dich und öffnet das große Tor ganz weit – und ihr tretet ein in den schönsten Zaubergarten, den du je gesehen hast. Hier gibt es alles, was deine Inneren Kinder brauchen, um sich sicher und frei zugleich zu fühlen. Bäume, Engel, Elfen, viele Tiere, Mutter

Erde ist auch da, und vielleicht gibt es sogar ein Indianerlagerfeuer und Pferde.

Alle deine Inneren Kinder finden sofort und ganz wie von selbst einen für sie idealen Platz und schöpfen Kraft und Frieden aus der Natur, aus dem Umgang mit den Tieren und den Engeln. Jedes deiner Inneren Kinder bekommt genau das, was es braucht, damit es sich sicher fühlt, und du spürst, wie diese innere Sicherheit in dich einfließt. Der Zaubergarten ist in deinem Herzen, und von hier aus strömen nun Sicherheit und Geborgenheit in all deine Zellen.

Genieße die Zeit bei den Inneren Kindern im Zaubergarten, und nimm wahr, wie sich alles in dir entspannt und sich alle Zellen mit Frieden und Geborgenheit anfüllen.

Komme dann in deiner Zeit in den Raum zurück, in dem du dich befindest, doch die Inneren Kinder bleiben sicher, wohlversorgt und geborgen im Zaubergarten.

Von nun an kannst du dein Inneres Kind ganz bewusst an diesen inneren sicheren Ort in dir bringen, wenn du Verantwortung zu tragen oder unangenehme Situationen zu meistern hast. Rufe dazu im Stillen dein Inneres Kind, sage ihm, dass du, der Erwachsene, jetzt eine Aufgabe zu erledigen hast, und bringe es an den sicheren

Ort. Meistens wissen wir schon im Voraus, dass wir Verantwortung zu tragen haben, und können unser Inneres Kind bewusst schützen. Gerätst du unerwartet in eine schwierige Situation, in der du auf einmal wie ein Kind erstarrst, zu gefallen versuchst oder dich verteidigst, nimm dir, so schnell es geht, eine kurze Auszeit, und sei es, indem du zur Toilette gehst, und kümmere dich um dein Inneres Kind. Damit wirst du wieder handlungsfähig. Du verstehst, dass du diese innere Reise üben solltest, damit du im Bedarfsfall weißt, was zu tun ist. Denn wenn du innerlich angespannt bist, denkst du nur dann daran, dein Inneres Kind in den Zaubergarten zu bringen, wenn dein Gehirn diese Möglichkeit fest im Schmerzvermeidungs- und Selbstfürsorgezentrum verankert hat.

Erinnerst du dich noch an das Bild mit dem Erdball, der stellvertretend für dein Gehirn steht? Übst du diese innere Reise, dann erschließt du dir ein neues Land. Vor allem aber erschaffst du eine Reiseroute dorthin. Bereist du diese Route öfter, dann wird sie immer komfortabler und dir immer vertrauter. Irgendwann gehört es, das Innere Kind in Sicherheit zu bringen, zu einem automatischen Reaktionsmuster.

Und nun? Bleibt das Innere Kind jetzt im Zaubergarten eingesperrt? Das werde ich ab und zu gefragt. Natürlich nicht. Erstens ist es nicht eingesperrt, sondern es befindet sich einfach an einem sicheren Ort in deinem Inneren. Und zweites darf das Innere Kind natürlich jederzeit auch im Außen präsent sein, wenn eine Situation sicher ist. Wenn du nicht in Gefahr läufst, verletzt oder beschämt zu werden, und wenn du keine Verantwortung tragen musst, kannst du ganz bewusst Zeit mit deinem Inneren Kind verbringen, ja, dein Inneres Kind *sein* und das tun, was es gern möchte. Dadurch lernst du dich selbst auf ganz neue und beglückende Weise kennen.

Was hat all das mit der Sucht selbst zu tun? Du wirst vermutlich nicht aufhören, dein Suchtmittel zu nutzen, nur weil dein Inneres Kind jetzt einen sicheren Ort gefunden hat. Es ist weitaus leichter und bequemer, schnell deine wie auch immer geartete Droge zu konsumieren, als diese innere Arbeit zu machen. Aber, und das ist der Sinn: Du gewinnst Zeit, wenn du dein Inneres Kind in den Zaubergarten zu schicken lernst. Du unterbindest die unmittelbare Reaktion auf Schmerz, Einsamkeit, Scham und Angst, nämlich den automatischen Griff zur Droge. Auch Beziehungen können Drogen sein, das weißt du. Du schaltest eine bewusste Aktion zwischen deine

Bedürftigkeit und dein Suchtmittel, und damit agierst du nicht mehr unbewusst, sondern bewusst. In vielen Fällen wirkt es Wunder, wenn du diese eine Sekunde bekommst, in der du frei wählen kannst, ob du dein Suchtmittel zu dir nimmst oder nicht. Denn das bedeutet es, süchtig zu reagieren: Du reagierst schneller, als du es selbst bemerkst, reflexartig. Bekommst du aber ein Zeitfenster, in dem du dich selbst wahrnimmst und mit dir selbst in Kontakt gehst, brauchst du diesem ersten Reflex, dem Griff zur Droge, oftmals nicht zu folgen.

Indem dein Inneres Kind Sicherheit erfährt, wird auf die Dauer der Trigger, der Auslöser »Einsamkeit«, schwächer, und du fühlst dich langfristig geborgener und erfüllter in dir.

In den Suchtselbsthilfegruppen gibt es einen Slogan: Vermeide diese Zustände: H(ungry), A(ngry), L(onely), T(ired), kurz: HALT. Weil alle diese Zustände erfahrungsgemäß Auslöser für Suchtreaktionen sein können: Hunger, Ärger, Einsamkeit, Müdigkeit.

Ich kann das nur bestätigen. Befriedest du dein Inneres Kind im Zaubergarten, dann bist du zumindest nicht mehr ständig einsam, du hast also einen Suchtauslöser weniger.

Fürsorge und Verantwortung für das Innere Kind übernehmen

Gehen wir einen Schritt weiter. Du kannst dein Inneres Kind an den sicheren Ort bringen, wenn du dich in eine Situation begibst, in der du Verantwortung tragen willst oder musst oder in der eine allzu große Verletzlichkeit wenig hilfreich ist.

Du kannst diesen sicheren Ort aber außerdem nutzen, um dein Inneres Kind wahrhaftig zu heilen. Das Gute ist, dass es für dein Inneres Kind keine Zeitrechnung gibt. Alle unverarbeiteten Verletzungen, die du erlebt hast, gehören zur Gegenwart des Inneren Kindes, und es reagiert immer wieder gleich auf den scheinbar alten Schmerz. Stelle dir das so vor: Erlebt ein Kind ein Trauma, bleibt für einen Teil des emotionalen Erlebens die Zeit stehen. Das Kind erstarrt, fällt in einen Schock. Wird das Kind nicht getröstet, hat es keine Gelegenheit, dieses Trauma in für das Kind angemessener Zeit zu verarbeiten, friert ein kleiner Teil des emotionalen Systems ein und steht dem lebendigen, wandelbaren Aspekt des Kindes nicht mehr zur Verfügung. An dieser Stelle bildet sich ein Persönlichkeitskonstrukt, das nach außen hin funktioniert und das echte Innere Kind mit all seiner Lebendigkeit an dieser Stelle ersetzt. Dieser Anteil steht noch immer wie erfroren da und wartet darauf, endlich erlöst und gerettet zu werden. Du ahnst schon, was du nun für dich selbst tun darfst, nicht wahr? Denn du bist unterdessen erwachsen und deshalb in der Lage, dein Inneres Kind jetzt selbst zu retten, ihm das zu geben, was vor so vielen Jahren versäumt wurde.

Dazu unternehmen wir wieder eine innere Reise. Auch diese Reise ist weniger eine Meditation als eine Heilreise oder eine Therapiesitzung. Lies sie dir also vorher durch, damit du entscheiden kannst, ob du sie durchführen willst oder nicht.

Innere Reise: Selbstfürsorge für das Innere Kind übernehmen

Mache es dir ganz bequem, schließe deine Augen, und erlaube dir zu träumen. Es gibt nichts mehr für dich zu tun, du brauchst niemandem zu gefallen, du bist hier ganz und gar nur für dich. Alles an dir darf so sein, wie es ist, sogar das, was dir selbst nicht gefällt.

Gehe in deiner Vorstellung durch ein Tor, das du nun schon kennst oder das heute ganz neu vor deinem inneren Auge entsteht.

Du gehst in der Landschaft dahinter spazieren, ruhst dich aus, entspannst dich. Rufe nun bitte dein Inneres Kind zu dir, einfach, indem du an es denkst und leise »Bitte zeige dich mir, ich bin da« sagst.

Dein Inneres Kind erscheint nun, so, wie es für heute richtig ist. Du hast viele verschiedene Aspekte des Inneren Kindes, und sie können sehr unterschiedlich aussehen, sind sicherlich auch unterschiedlich alt. Verbringe ein bisschen Zeit mit deinem Inneren Kind, erlaube ihm, dir seine Welt zu zeigen. Möglicherweise will es ein bisschen mit dir spielen oder einfach bei dir sein, vielleicht zeigt es dir einen Teil deiner inneren Landschaft, den du noch nie gesehen hast. Nach einer Weile, wenn es Vertrauen zu dir gefasst hat, sage ihm: »Ich bitte dich, zeige mir eine Situation, die zu meiner Sucht geführt hat, eine Begebenheit in der Kindheit, in der eine mögliche Ursache für dieses zwanghafte Verhalten begründet liegt.« Sage es in deinen eigenen Worten, wenn dir meine fremd erscheinen.

Nun zeigt dir das Innere Kind eine konkrete Situation, die mit Auslöser für deine Sucht war. Was immer dir dein Inneres Kind zeigt, glaube ihm. Es ist egal, ob es tatsächlich stimmt oder nicht, denn es geht nur um die Gefühle, die dieses innere Bild, diese Situation, in dir auslöst. Du siehst nun dein Inneres Kind in einer bestimmten Situation aus deiner Kindheit. Wenn es mehrere Situationen sind, entscheide dich für eine, du kannst diese Reise mehrfach machen.

Wie geht es dem Kind in dieser Lage? Wie fühlt es sich? Schaue genau hin, und lasse dich erkennen, auf welche Weise diese Situation Auslöser für deine Sucht gewesen sein könnte. Glaube dir. Gehe nun bitte als die Person, die du heute bist, mit hinein in diese Vorstellung, in dieses innere Bild. Du bist jetzt zweimal da, einmal als Kind und einmal als der Erwachsene, der du heute, genau jetzt, bist.

Sieh dich in deiner Not, sieh dich in deiner Einsamkeit oder was immer dir geschieht. Und jetzt gehe hin als der Mensch von heute, und rette dich selbst. Tue das, was damals jemand für dich hätte tun sollen. Gehe hin zu dem Inneren Kind, das du warst, nimm es in die Arme, und sage, dass du jetzt da bist. Sage ihm: »Ich halte dich, ich höre dich, ich sehe dich, ich nehme dich wahr, und ich glaube dir.«

Und dann nimm das Kind in die Arme, und bringe es in den Zaubergarten, den du nun schon kennst. Hole es aus der Notsituation heraus, rette es, und bringe es an den sicheren Ort. Gib ihm statt eines Suchtauslösers echte emotionale Sicherheit. Im Zaubergarten bekommt das Innere Kind genau die Energie, die es braucht, um zu heilen. Engel sind da, Krafttiere, Bäume, Mutter Erde und alle Kräfte, die dieses Kind jetzt braucht, damit es Sicherheit und Trost erfährt.

Bleibe noch ein wenig mit dem Inneren Kind im Zaubergarten, spüre, wie sich etwas in dir löst, freier wird, aufatmet.

Kehre dann in deiner Zeit zurück in den Raum, in dem du dich befindest.

Diese innere Reise darfst du so oft machen, wie du möchtest. Du brauchst dir nicht alle Situationen, die du je erlebt hast, anzuschauen. Es gibt auslösende Situationen, und es gibt Wiederholungen. Erstere sind die wichtigen. Vertraue deinem Inneren Kind, es führt dich immer dorthin, wo gerade Heilung nötig und auch möglich ist. Gehe immer mit in diese verletzende oder beschämende Situation hinein, und rette das Innere Kind, tue das als der Erwachsene, der du heute bist.

Du kannst ihm natürlich auch einen Engel oder ein Krafttier zu Hilfe rufen. Besser ist es aber, du kümmerst dich selbst um das Innere Kind. Ziehe bitte dann Engel oder Krafttiere hinzu, wenn du deinem Inneren Kind selbst nicht helfen kannst, aber erst dann.

Warum? Weil es für dein Gehirn (und auch für dein Wurzelchakra) wichtig ist, dass dein innerer gereifter Anteil Selbstverantwortung zu übernehmen lernt. Rufst du einen Engel oder ein Krafttier zu Hilfe, so ist das auch wunderbar und eine sehr gute Idee. Wenn du eine spirituelle Kraft um Hilfe bittest, aktiviert das aber einen anderen Gehirnteil, als wenn du selbst eingreifst. Deshalb stärkst du dein Selbstvertrauen, wenn du dich um dich selbst kümmerst. Andernfalls hast du um Hilfe gebeten, ja, aber du hast eben nicht erfahren, dass du dich auch selbst retten kannst. Es gilt wie immer: sowohl als auch. Alles, was du selbst für dein Inneres Kind tun kannst, solltest du auch tun. Wenn dir die Mittel und die Kraft ausgehen, dann rufe bitte höhere Kräfte. Es ist dabei völlig egal, ob du an Engel glaubst oder nicht, du brauchst dazu auch keinen spirituellen Weg zu gehen. Dein Inneres Kind glaubt an Engel – oder hast du nie an das Christkind geglaubt? Weil dein Inneres Kind an diese Kräfte glaubt, wirken sie auch, wenn es um das Innere Kind geht, so einfach ist das.

Emotionale Klarheit leben

Einen Luxus kannst du dir als Süchtiger nicht erlauben: emotionales Wirrwarr aufgrund zentraler Konflikte. Dieses entsteht durch Beziehungen, in denen nicht klar gesagt wird, was Sache ist, durch Verleugnungen, Beschuldigungen, Nichtausgesprochenes. Du kannst es dir nicht leisten, mit Menschen, die emotionale Unklarheit praktizieren, in enger Beziehung zu stehen, und am wenigstens kannst du es dir leisten, selbst so ein Mensch zu sein.

Warum nicht? Weil das Innere Kind sonst nicht klarkommt. Und damit leistest du der Sucht Vorschub. Das Innere Kind kannst du als einen sehr ursprünglichen und wesentlichen Teil deines emotionalen Systems bezeichnen. Es hat ein untrügliches Gespür für emotionale Wahrheiten. Es spürt sehr genau, ob Körpersprache, Tonfall, Absicht, das, was der andere tatsächlich fühlt, und Gesagtes kongruent sind, also übereinstimmen oder nicht. Das muss es auch, denn das Innere Kind stimmt sein Verhalten nicht auf das ab, was gesagt wird, sondern auf das, was es wahrnimmt. Wenn eine Mutter ihrem Kind sagt: »Es ist alles in Ordnung«, doch das Kind riecht den Angstschweiß, hört das Zittern in der Stimme und fühlt die flache Atmung der Mutter, während sich die Arme, die das Kind halten, ein wenig verkrampfen, dann bedeuten die Worte nicht viel. Dein Inneres Kind scannt ständig die emotionale Umgebung ab, in der es sich befindet. Das lässt sich nicht vermeiden, deshalb tust du gut daran, diese Umgebung so klar und sicher wie möglich zu halten. Der innere sichere Ort, den du kennengelernt hast, ist ein wertvolles Werkzeug, doch das reicht nicht. Egal, wie sicher dein Inneres Kind im Zaubergarten auch sein mag, du kannst es dir nicht leisten, ständig in Unklarheit zu leben.

Was ist ein zentraler Konflikt?

Wikipedia sagt dazu Folgendes: »Der Grundkonflikt ist ein Fachbegriff aus der Psychoanalyse und der Tiefenpsychologie und beschreibt einen ›zentralen‹ infantilen Konflikt in der Lebensentwicklung eines Menschen. Der Begriff wurde von Sigmund Freud gebildet. Um einen solchen Konflikt zu bewältigen, ist es erforderlich, zwischen zwei Zielen zu entscheiden, die sich gegenseitig ausschließen und zueinander in Widerspruch stehen. Da es sich bei diesen Grundkonflikten immer darum handelt, sich mehr für die eine oder mehr für die andere Seite des Konfliktes zu entscheiden, werden sie auch ›Ambivalenz-Konflikte‹ genannt.« (Stand: 25.06.2015)

Ein Beispiel: Gestern habe ich mich einer sehr schwierigen Situation ausgesetzt. Ich hatte vor einem Jahr ein Pferd, war auf einem Hof, doch es gab Streit, und ich hatte, weil ich mich nicht genug mit Pferden auskannte, keine Chance, das Pferd einfach zu nehmen und den Stall zu wechseln. Zumal die Stallbesitzerin sich selbst in das Pferd verliebt hatte und es dann für sich beanspruchte. Das durfte sie auch, denn ich hatte keinen Vertrag mit der ursprünglichen Besitzerin; das Pferd gehörte zur dieser Zeit offiziell dem Stall. Es gab viel Hin und Her, und ich denke, jeder hat seine Lehre daraus gezogen. Als ich entschied, dass ich den Kaufpreis für das Pferd, den ich bereits gezahlt hatte (ich wollte das Pferd ja durchaus haben, der Vertrag mit dem Stall war mehr oder weniger eine Formsache gewesen), zurückhaben wollte, wenn der Stall das Pferd nun doch für sich beanspruchte, bekam ich Hausverbot. Es ist klar, dass dies meine subjektive Sicht der Dinge ist, ich will dir nur zeigen, was ein zentraler Konflikt ist.

Das alles war mit viel Schmerz und viel Trauer verbunden. Als ich den Stall verließ, hatte ich das Gefühl, dieses Pferd zu verraten – das alles war ziemlich katastrophal für mein Inneres Kind. Nun hatte ich eine neue Entscheidung getroffen, und es gab wieder ein Pferd in meinem Leben.

Gestern also fuhr ich zu dem Stall, in dem ich Hausverbot hatte. Es war keiner da. Ich wollte das Pferd einfach noch einmal sehen und mich davon überzeugen, dass es ihm gut geht, und mich verabschieden, es auch noch einmal um Vergebung bitten. Ich parkte und ging so nah wie möglich an den Stall heran, ohne das Grundstück zu betreten. Ich sah es auch, aber nur aus der Ferne. Ich setzte mich wieder in mein Auto und fuhr los, aber auf einmal stoppte mich etwas. Ich nahm mein Handy, stieg aus dem Wagen und ging in Richtung des Hofs. Ich wusste sowieso nicht, ob das Hausverbot noch galt, denn es hatte viele Veränderungen gegeben, und die Frau, die das Hausverbot ausgesprochen hatte, war gar nicht mehr auf dem Hof. Ich ging also mit klopfendem Herzen (unberechtigterweise, das war mir klar) auf den Hof, rief das Pferd. Es kam auch, ich filmte es ein paar Sekunden lang, wollte es streicheln, traute mich aber nicht so weit an es heran, weil ich wirklich keine Absperrungen überschreiten wollte. Es kam also, schaute mich an, wir sprachen kurz miteinander, es ging zurück zur Herde, und ich fuhr nach Hause. Alles gut.

Doch dann bekam ich einen Asthmaanfall und aß mich den ganzen Nachmittag lang durch meinen Kühlschrank. Ich hatte keine Chance, ich konnte es nicht vermeiden. Meine Sucht stand groß und breit vor mir und wirkte.

Warum? Was war passiert? Ganz einfach: Ich hatte zu viele Gefühle auf einmal in mir, die mich überforderten. Die Scham, unerwünscht auf diesem Hof zu sein, die Trauer um das Pferd, die Schuldgefühle, es im Stich gelassen zu haben, das Wissen, dass es keine Chance gab, die Dinge wirklich zu klären, und das Gefühl, selbst im Stich gelassen worden zu sein, denn ich hatte mich der Stallbesitzerin anvertraut, und sie hatte mich ausbilden wollen – all das ballte sich in mir zusammen, und ich fühlte nichts mehr.

Musste ich essen? Nein. Eine Sucht zu haben darf nicht als Entschuldigung dienen, sie auch auszuleben. Meine Sucht ist noch einigermaßen moderat, sie zieht sich auch wieder zurück, wenn ich Bewusstseinsarbeit mache. Doch wäre ich alkoholkrank, dann hätte ich mir den Ausrutscher von gestern nicht erlauben dürfen.

Was war passiert? Ich hatte mein Gefühlswirrwarr unterschätzt. Es ist über ein Jahr her, und ich habe viel innere Friedensarbeit geleistet. Und doch – als ich das Pferd sah, kam all die Scham wieder hoch, das Gefühl, versagt zu haben, unerwünscht zu sein und was noch alles. Hätte ich die Situation vermeiden müssen? Nein, es war wichtig, es drängte mich gestern mit aller Macht auf diesen Hof. Und heute geht es mir sehr gut, ich esse abstinent und fühle mich frei.

Was war der zentrale Konflikt? Ich wusste, dass ich auf dem Hof nicht erwünscht war, und befürchtete, etwas

Verbotenes zu tun, was ich wirklich nicht wollte. Es ist definitiv grenzüberschreitend, einen Hof zu betreten, auf dem du nicht erwünscht bist, sogar Hausverbot hast, und in mir gibt es ein klares Nein zu einem solchen Verhalten. Gleichermaßen hatte ich einen sehr starken inneren Impuls, nach dem Pferd zu sehen, zu schauen, ob es ihm gut ging, und auch für mich selbst zu überprüfen, ob es noch weh tat, wenn ich es sehe, ob ich es loslassen konnte oder in einer gewissen Sehnsucht nach ihm hängen bleiben würde.

Wie sollte ich diesen zentralen Konflikt lösen? So, wie wir als Erwachsene immer zentrale Konflikte lösen: Wir übernehmen Verantwortung für unsere Entscheidungen. Ich übernahm die volle Verantwortung dafür, dass ich trotz Verbot auf diesen Hof gegangen bin, um das Pferd zu sehen. Diese Verantwortung zu tragen fällt mir leicht. Würde ich angezeigt werden, würde ich auch dazu stehen. Ich könnte hingegen nicht verantworten, dem Gefühl, das Pferd noch einmal zu sehen, nicht gefolgt zu sein. Verstehst du? Hast du einen Konflikt, dann musst du dich entscheiden und die Verantwortung für deine Entscheidung tragen. Damit hört der Konflikt auf. Das fühlt sich dann noch lange nicht gut an. Aber klar. Und nur darum geht es.

Die meisten emotionalen Dramen entstehen, weil wir eben nicht die Verantwortung für unser eigenes Handeln tragen wollen, was immer es auch für Konsequenzen haben könnte. Wir bleiben lieber im Konflikt und in der daraus resultierenden Schuldzuweisung, also im Drama. (Äh, die sind ja doof, wie konnten sie mir verbieten, den Hof zu betreten, nur weil ich mein Geld zurückhaben wollte, blablabla. Schuldzuweisendes Drama.)

Doch wir sind erwachsen. Und der Zauber des Erwachsenseins besteht darin, dass wir Verantwortung tragen können, weil wir in der Lage sind, die Dinge von einer höheren Warte aus zu betrachten. Wir können schauen, wenn wir das wollen (und geübt darin sind), wozu wir uns auf höherer Ebene diese Situation geschaffen haben. Die Frage »Wozu dient das?« halte ich immer für sehr sinnvoll, und es gibt auch immer eine vernünftige, stimmige Antwort. Vor allem aber können wir entscheiden, welchem Impuls wir Vorrang geben, und die Folgen tragen.

Wie vermeidet man also emotionales Wirrwarr? Nun, zunächst darfst du aufhören, selbst welches zu produzieren. Süchtige neigen zum emotionalen Drama, das verwechseln wir mit Lebendigkeit.

Halte dich fern von Situationen, in denen du beschämt und abgelehnt wirst. Du kannst sie dir nicht leisten. Sie sind sowieso ungesund. Aber wenn du süchtig bist, dann können dir solche Situationen sozusagen das Genick brechen, und deine Abstinenz ist hinüber. Das klingt dramatisch, aber es ist auch dramatisch.

Übernimm Verantwortung für deine Entscheidungen, und stehe dazu, egal, was es dich kostet. Sei dir also selbst treu, und folge dem, was sich tief in dir richtig anfühlt.

In der Sprache der Pferde würde ich dir sagen: Kopf senken, schnauben, lecken und kauen. Und dann weitersehen. Emotionales Drama ist beinahe immer suchtauslösend. Warum? Weil die Schmerzvermeidung eingreifen muss, wenn du Drama produzierst, denn für dein ganzes System ist Drama schädlich, weil energieraubend. Immer wenn du spürst, dass du dich selbst nicht mehr wahrnimmst, dass du kontrollierst, verwirrt bist, nicht mehr weißt, was du fühlst, oder deine gesunden Impulse unterdrücken musst, bist du in ein emotionales Drama geraten. Ziehe dich dann bitte so schnell wie möglich zurück, und nimm Kontakt zu deinem Inneren Kind auf. Lasse dir seinen Konflikt zeigen, und entscheide dann, wie du dich verhalten, wofür du Verantwortung tragen willst.

Innere Reise: Emotionale Klarheit erlangen

Mache es dir bequem, schließe deine Augen, gehe in deiner Vorstellung durch ein Tor. Gehe ein wenig spazieren, und fühle, was in dir ist. Spüre das Drama, die Unklarheit, und lasse dich selbst einfach so sein, wie du bist. Es ist gut, für eine kleine Weile die Kontrolle loszulassen und dich selbst mit all dem, was du fühlst, sein zu lassen, ohne deine Gefühle verändern zu wollen. Du kannst dich selbst sehr gut auch dann begleiten, wenn du dich unklar fühlst, brauchst dich auch dann nicht selbst im Stich zu lassen, wenn es dir nicht gut geht und du verwirrt bist. Gehe also mit dir selbst spazieren, und sei einfach bei dir, begleite dich selbst unvoreingenommen.

In einiger Entfernung erkennst du auf einmal das Kind, das den Konflikt, unter dem du gerade leidest, in sich trägt. Vielleicht ist dir nicht einmal bewusst, dass es überhaupt einen Konflikt gibt, aber du fühlst dich innerlich wie zerrissen. Du gehst auf das Kind zu und setzt dich zu ihm. Sage ihm bitte: »Ich höre dich, ich sehe dich, und ich nehme dich wahr«, und sei dann einfach bei diesem Inneren Kind.

Wie geht es ihm? Kennt es dich, vertraut es dir? Wenn ja, dann frage es, was ihm so zu schaffen macht, was seine Not ist. Es kann auch sein, dass dich dein Inneres Kind in eine Situation zurückführt, in der es sich genauso wie gerade jetzt gefühlt hat, auch wenn die Umstände womöglich ganz andere waren. Lasse dir ganz unvoreingenommen zeigen, unter welchem Konflikt dein Inneres Kind leidet, und nimm es bitte unbedingt ernst. Nur weil man dir gesagt hat, du sollst dich nicht so anstellen und all das wäre nicht so schlimm, heißt das nicht, das es stimmt. Es ist so schlimm, und dein Inneres Kind hat jedes Recht der Welt, sich anzustellen. Höre ihm also zu, oder lasse dich von ihm in die ursprünglich auslösende Situation zurückführen.

Was auch immer das Thema ist, nimm das Innere Kind in den Arm, und sage ihm: »Ich kümmere mich darum, du brauchst das nicht zu machen. Ich bin erwachsen und kann das lösen. Das ist nicht dein Problem.« Zeigt dir das Innere Kind eine Notsituation aus deiner Kindheit, dann gehe bitte als der Erwachsene von heute in diese Situation mit hinein. Du bist jetzt also zweimal da, einmal als Kind, einmal als Erwachsener. Und jetzt rette das Kind. Tue das, was nötig ist, damit das Kind in Sicherheit gebracht wird. Hole es aus der belastenden Situation heraus, und bringe es an einen sicheren inneren Ort, in den Zaubergarten, den du schon kennst. Versichere ihm, dass es keine Verantwortung trägt und dass du, der oder die Erwachsene, dich um die schwierige Situation kümmern wirst. Du hast jetzt verstanden, worunter dein Inneres Kind leidet, und darfst nun eine Entscheidung treffen. Kannst du das nicht, so hast du dennoch die Last der Verantwortung von den Schultern des Inneren Kindes genommen. Gib dir selbst ein wenig Zeit, hole dir noch ein paar Fakten, überprüfe die Situation, dann wirst du auch selbstbestimmt und selbstverantwortlich handeln können.

Vertraut dir das Innere Kind nicht, dann rufe bitte seine Schutzengel und seine Krafttiere. Bitte diese Wesenheiten, dir den Konflikt des Inneren Kindes zu zeigen, damit du ihn lösen kannst. Die Schutzengel und Krafttiere des Inneren Kindes sind sehr an einer Zusammenarbeit mit dir, dem Erwachsenen, interessiert. Deshalb sind sie immer sehr gute Ansprechpartner und Vermittler zwischen dir und deinem Inneren Kind – so lange, bis du direkten Kontakt mit ihm aufnehmen kannst.

Komme in deiner Zeit durch dein Tor in den Raum zurück, in dem du dich befindest, schreibe auf, was du für dich erkannt hast, und entscheide, wie du dich verhalten willst.

Was aber, wenn du eben nicht die Verantwortung übernehmen kannst und willst, wenn du dich nicht stark genug fühlst, eine Entscheidung zu treffen, dir also selbst eine Handlungsgrundlage zu verschaffen? Ich habe immer wieder Klienten, die lieber noch einmal die Karten, Engel oder sonst wen befragen, statt zu riskieren, eventuell einen Fehler zu machen. Sage jetzt nicht, es gibt keine Fehler, denn das stimmt nicht. Es gibt durchaus Entscheidungen, die schwerwiegende Folgen haben und die nicht zum Wohle aller sind, das weißt du selbst. Gerade deshalb müssen wir es riskieren, uns eventuell zu irren, und dafür auch die Verantwortung übernehmen.

Rufe dir deine Krafttiere herbei. Rufe deine Schutzengel. Erde dich. Rufe Mutter Erde, und stärke dein Wurzelchakra. Nutze die Technik des leeren Stuhls, indem du für alle Möglichkeiten jeweils einen Platz erschaffst und dich auf alle setzt. Dann spürst du sehr gut, welche Konsequenzen und innere Auswirkungen jede der Handlungsmöglichkeiten hat, und du hast eine Basis, von der aus du entscheiden kannst. Überlasse bitte die Entscheidung niemand anderen, denn du bist nun einmal derjenige, der damit leben muss. Bitte aber um die Kraft, eine Entscheidung treffen zu können, und lasse dich führen. Lasse dich wahrnehmen, was das Leben oder deine Seele (oder wer oder was auch immer dich führt) von dir will. Es ist immer eine sehr gute Idee, dich und dein Leben Gott zu überlassen, dich ihm anzuvertrauen, was auch immer »Gott« für dich bedeutet. Hänge dich nicht an dem Wort »Gott« auf, ja, es ist oft negativ besetzt, aber ich traue dir zu, dein eigenes Wort für eine höhere Kraft zu finden.

Wie lässt man sich führen und trifft zugleich eine bewusste Entscheidung? Das ist ganz einfach, auch wenn sich diese beiden Impulse zu widersprechen scheinen.

Bete. Bitte deine innere oder höhere Führung darum, dass sie dir Impulse gibt, Fingerzeige, ein Gefühl, einen äußeren Umstand, sogenannte Zeichen. Und bitte dein ganz persönliches Bauchgefühl um das Gleiche. Spüre in deinen Bauch hinein, und nimm wahr, wie sich die Fingerzeige, die du bekommst, anfühlen, ob sie stimmig sind oder irgendwie verzerrt. Manchmal braucht es eine Weile, um alle inneren Informationen einzuholen. Nimm auch wahr, was dein Inneres Kind zu einer Angelegenheit sagt, und erkenne, ob es dir aus Angst rät, in die Vermeidung zu gehen, oder aus dem Bestreben nach Lustgewinn heraus Ja ruft, während dein Bauchgefühl Nein sagt. Natürlich braucht es Übung, diese unterschiedlichen Wahrnehmungsebenen zu fühlen und voneinander zu unterscheiden.

Wenn du dir alle Informationen eingeholt hast, also weißt, was dein Bauch sagt, was deine höhere Führung dir rät und was dein Inneres Kind will, dann hast du eine Handlungsgrundlage. Jetzt kannst du entscheiden, was du tun willst. Widersprechen sich Bauchgefühl und innere Führung, dann stimmen eine oder auch beide Informationen nicht ganz oder die Botschaften sind noch unvollständig. In einem solchen Fall hole ich mir immer Hilfe von außen oder schlafe noch einmal drüber.

Im oben genannten Beispiel sagten Bauch und innere Führung ganz eindeutig und klar: Gehe zum Pferd, schließe das ab, egal, was die Besitzer dazu sagen. Mein Inneres Kind aber kam in Schwierigkeiten – es ging alles zu schnell, und es kam mit der Fülle von Emotionen nicht klar. Aber das machte nichts. Ich konnte es hinterher auffangen und die Dinge in mir regeln.

Der Vollständigkeit halber gebe ich dir hier eine innere Reise, mit der du dein Wurzelchakra stärken kannst, ich habe diese Übung auch in anderen Büchern veröffentlicht.

Innere Reise: Dein Erdchakra

Schließe bitte die Augen, und stelle dir vor, es gäbe unter deinen Füßen ein sogenanntes Erdchakra, ein Energiezentrum, das dich mit der Erde verbindet und durch das die Erde dich nährt. Ob du daran glaubst oder nicht, spielt dabei zum Glück gar keine Rolle, lasse dir einfach ein inneres Bild für deinen Energiezustand zeigen.

Wie sieht es denn aus? Nährt es dich gut, stehst du gut darauf, hat es Verbindung mit dir? Schaue bitte nach, ob andere Menschen ihre Wurzeln in dein Erdchakra hineinwachsen lassen, ob sich also andere an dir und deiner Energie laben, sich durch dich nähren. Gibt es dir genug Energie? Oder ist es dunkel und stumpf geworden? Wie auch immer es sein mag, es ist genau richtig, lasse es einfach so sein. Es hat wenig Sinn, das vorhandene Erdchakra ändern zu wollen, es gibt etwas Besseres.

Stelle dir nun bitte vor, Mutter Erde wäre ein echtes Wesen, mit dem du kommunizieren kannst, stelle es dir einfach vor, es ist doch egal, ob das stimmt oder nicht. Das mit dem Chakra hat ja auch geklappt, oder?

Bitte jetzt Mutter Erde, dir aus ihrem Herzen heraus ein neues Erdchakra zu erschaffen, eines, das dich nährt, dich hält und trägt. Und das nur dir gehört. Wenn du dein neues Erdchakra siehst, wenn du es dir vorstellen kannst oder es gar spürst, dann mache in Gedanken bitte einen großen Schritt, und stelle dich bewusst und ausdrücklich auf das neue Erdchakra. Lasse das alte hinter dir.

Wie fühlt es sich an, auf diesem energiereichen Platz zu stehen? Lasse die Kraft der Erde jetzt in deinen Körper hineinfließen, besonders in dein Becken. Jetzt hast du einen inneren Halt, jetzt kannst du dich selbst besser spüren, und von hier aus kannst du auch Entscheidungen treffen.

Der Sucht begegnen und den Kampf mit ihr beenden

- »Wenn ich wirklich wollte, könnte ich mit dem Rauchen aufhören.«
- »Sage dir einfach: Du musst das nicht essen.«
- »Der mangelt es doch einfach an Willensstärke, deshalb ist sie so fett.«

Wer solche Sätze sagt, hat das Wesen der Sucht nicht verstanden. Zu versuchen, mit deinem Suchtmittel umzugehen, statt anzuerkennen, dass du eben nicht damit umgehen kannst, weil du süchtig bist, bedeutet, dich in einem Kampf gegen die Sucht zu verschleißen.

Wozu dient eine Sucht, was will sie uns lehren?

Wenn ich mir das aufstelle und in die Sucht hineinspüre, dann fühle ich Folgendes:

»Ich lehre euch Demut, ich lehre euch, wie stark das Verlangen und eure komplexen chemischen Vorgänge im Gehirn sein können. Ich zeige euch, dass ihr mit eurem Schöpfergeist und eurem Willen auf der Erde nicht weiterkommt, wenn ihr nicht in Demut vor den irdischen Gegebenheiten das Haupt senkt. Ich lehre euch, die Stärke der Biochemie, also der irdischen Vorgänge, anzuerkennen. Ich lehre euch, euer Menschsein anzuerkennen, und ich zeige euch Seiten des Menschseins, des irdischen Lebens, die ihr euch auf euren seelischen Ebenen nicht vorstellen könnt: Verstrickung, Verlangen, Bindung, Unfreiheit. Im Tarot bin ich der Teufel, ich lehre euch, wie sich Abhängigkeiten anfühlen, klebrige Spinnennetze, in denen ihr euch immer wieder verstrickt, wenn ihr gegen mich kämpft. Ich bin wie eine Spinne, wer in mein Netz gerät, wird sich umso mehr darin verfangen, je stärker er dagegen angeht.

In der Erlösung schenke ich euch Klarheit, innere Freiheit, Selbstverantwortung und bewusste Selbstbestimmung. Es braucht eine eindeutige, bewusste Entscheidung, wenn ihr mein Spinnennetz verlassen wollt, und viel Achtsamkeit, um nicht wieder hineinzugeraten. Diese Achtsamkeit euch selbst gegenüber ist mein Geschenk an euch. Wer sich mit mir einlässt und seine Lehren aus der Begegnung mit mir zieht, der wird selbstbestimmter, selbstverantwortlicher und damit verlässlicher auch für andere. Ich erschaffe durch mein Dasein Bewusstsein, indem ihr das Bewusstsein zunächst verliert. Solange ihr glaubt, ihr könnt mit mir umgehen, mit mir spielen, kokettieren, halte ich euch fest in den Klauen. Ich lasse euch gern glauben, ihr hättet mich unter Kontrolle, natürlich. Umso länger kann ich euch das Lebensmark aus den Knochen saugen. Klingt das zu hart für eure zarten Ohren? Nun, mit mir ist nicht zu spaßen. Menschen sterben an mir oder bringen andere wegen mir um. Du tust gut daran, mich ernst zu nehmen, dann bin ich eine äußerst strenge, aber sehr effektive Lehrmeisterin.«

Das sagt die Sucht, wenn ich in sie hineinfühle, und so erlebe ich sie auch.

Du kannst nicht gegen sie kämpfen, weil du dich sonst immer tiefer in sie verstrickst. Das brauchst du aber auch nicht. Du kannst den Kampf einfach beenden und aussteigen.

In der nächsten Reise fühlst du dich womöglich nicht immer gut, es ist eine Therapiesitzung, keine Entspannungsübung. Lies sie dir bitte erst neutral durch, bevor du dich darauf einlässt.

Innere Reise: Den Kampf gegen die Sucht beenden

Mache es dir bequem, entspanne dich, so gut dir das heute möglich ist. Es gibt nichts mehr für dich zu tun, du brauchst niemandem zu gefallen, du bist hier ganz und gar nur für dich und deine innere Freiheit. Diese Zeit gehört ganz dir.

In deiner Vorstellung entsteht nun ein Tor, das du mühelos durchschreitest.

Hinter diesem Tor befindet sich eine Landschaft, in der du ein wenig spazieren gehst. In einiger Entfernung bemerkst du auf einmal etwas Großes, Glitzerndes – ein riesiges Spinnennetz. Es glänzt und lockt, wirkt gar nicht wie ein Netz, sondern wie eine weiche Wolke, in die du dich am liebsten hineinfallen lassen würdest. Es scheint irgendwie magisch zu sein und zieht dich an. Du kommst näher und erkennst, dass in diesem magischen Netz etwas festhängt. Es zappelt und kämpft, vielleicht hat es auch aufgegeben und atmet kaum noch. Es sieht so aus, als wäre das ein Teil von dir selbst, der da im Spinnennetz klebt, und du weißt nicht, wie du ihn retten sollst. Vielleicht erscheint dir das Netz sogar so verlockend, dass du dich in deiner Gesamtheit hineinlegen willst! Und doch spürt ein Teil in dir ein deutliches Nein. Egal, wie sehr dich dieses glitzernde Netz anzieht, es ist besser für dich, wenn du auf deinem Weg bleibst und ihn Schritt für Schritt gehst, auch wenn er manchmal mühsam ist. Das weißt du.

Du stehst nun vor diesem Netz, bist hin- und hergerissen und weißt nicht, was du tun sollst, fühlst dich vielleicht wie gelähmt. Und dieses Gefühl ist dir sehr vertraut, erkennst du.

Auf einmal kommt dir die Idee, die Sucht selbst als jenes Wesen, das dieses Netz erschaffen hat, zu rufen. Du fürchtest dich womöglich davor, doch du weißt, es ist wichtig und richtig, ihr ins Gesicht zu schauen. Rufe nun also in Gedanken die Sucht selbst. Du weißt, es hat keinen Sinn, gegen das Netz zu kämpfen, solange du den Schöpfer des Netzes nicht bezwungen hast oder zumindest kennst.

Auf einmal erscheint ein Wesen, eine Spinne vielleicht, aber möglicherweise sieht die Sucht auch ganz anders aus. Sie steht dir gegenüber, und plötzlich weißt du: Es geht nicht darum, gegen die Sucht zu kämpfen, du kannst nicht gewinnen. Sie hat immer wieder neue Tricks parat. Befreist du dich tatsächlich aus dem Netz, dann stellt sie dir eine andere Falle. Sie ist einfach stärker.

So schwer dir das auch fällt zuzugeben, du erkennst, dass es stimmt. Du kannst gegen die Sucht nicht gewinnen. Und auf einmal erscheint dir Kapitulation eine gute Idee zu sein. Du verneigst dich vor der Sucht und sagst: »Ich erkenne deinen Sieg an. Du hast gewonnen, und ich gebe mich geschlagen.«

Ist das nicht negatives Denken?, fährt es dir durch den Kopf, doch du spürst: Nein. Es stimmt einfach, du erkennst an, was ist, ohne Wenn und Aber.

Das Wesen, das die Sucht verkörpert, nickt und zeigt auf deinen Bauch. Und da erkennst du es: Du bist mit einer dicken, dunklen Nabelschnur mit dem Anteil, der im Netz zappelt, verbunden.

»Ich gebe den Kampf gegen dich auf«, sagst du zu der Sucht, und dann triffst du eine Entscheidung. So schwer es dir auch fallen mag, du entscheidest, den Anteil, der im Netz zappelt, loszulassen. Denn du erkennst: Die Sucht hat gewonnen. Und weil das so ist, musst du ihr auch diese Trophäe überlassen. Du entscheidest also, diese dunkle Nabelschnur durchzuschneiden und den Anteil, der im Netz hängt, wahrhaft loszulassen. Womöglich hast du das Gefühl, du ließest dich selbst im Stich, und doch spürst du, dass es richtig ist. Anders wirst du den Kampf nie beenden können. Egal, wie du dich dabei fühlst, du weißt, es ist richtig. Denn du hast dich mit der Sucht eingelassen, du bist ihr einen Tribut schuldig. Immerhin hat sie dir lange Jahre gedient.

Auf einmal erscheint in deiner Hand ein Werkzeug, mit dem du die dunkle Nabelschnur mühelos durchtrennen kannst, und das tust du – jetzt.

Der Anteil, der im Netz klebt, bäumt sich auf, und du fragst dich ernsthaft, ob du einen Fehler gemacht hast – doch auf einmal verändert sich das Wesen, das die Sucht verkörpert. Es wird kleiner, ganz harmlos, sogar lichtvoller. Es verneigt sich vor dir und sagt: »Ich habe dir gern gedient, gehe nun deinen

Weg weiter.« Es zeigt auf das glitzernde Netz, und du kannst es kaum glauben: Seit du die Nabelschnur durchgeschnitten hast, wird jener innere Anteil, den du im Netz gefangen wähntest, immer kleiner, trockener, zerfällt zu Staub. Es war gar kein Anteil von dir, sondern nichts als eine Projektion, die du durch deinen Kampf gegen die Sucht immer wieder genährt hast, erkennst du auf einmal. Das Wesen, das die Sucht verkörpert, lacht, verneigt sich vor dir und ist plötzlich verschwunden, mitsamt dem Netz.

Frei und beschwingt gehst du deinen Weg weiter. Du weißt, es kann sein, dass sie dir auf andere Weise wieder begegnet. Doch du weißt auch, dass du sie nun leichter erkennen kannst.

Komme nun in deiner Zeit wieder in den Raum zurück, in dem du dich befindest, und atme ein paar Mal tief durch.

Nachwort

Mir ist sehr bewusst, dass ich dir in diesem Büchlein nur ganz kleine Schritte anbieten kann, deinen Weg gesund und selbstbestimmt zu gehen, und natürlich haben wir das wichtigste Thema nicht berührt: Wie man abstinent vom zwanghaften Verhalten wird. Ich rate dir dringend, schaue dir das Programm der Zwölf-Schritte-Gruppen an, und halte es für möglich, dass dir dieses Programm helfen kann. Meine Absicht ist es, dich in bewussten, achtsamen Kontakt mit dem Inneren Kind zu bringen und dir Werkzeuge zu geben, mit denen du das Innere Kind schützen, nähren und retten kannst. Ich hoffe sehr, dir gedient zu haben. Ich verneige mich von deinem Schmerz, du hast mein volles Mitgefühl. Ich weiß, wie es ist, dramatisch mit der Sucht verstrickt zu sein, ich weiß aber auch, wie großartig und bunt das Leben ist, wenn man den unaufgeregten Weg der Selbstbestimmung und der Nüchternheit geht. Ich wünsche dir von Herzen gute, abstinente vierundzwanzig Stunden, jeden Tag neu.

In tiefer Verbundenheit
Susanne

Über die Autorin

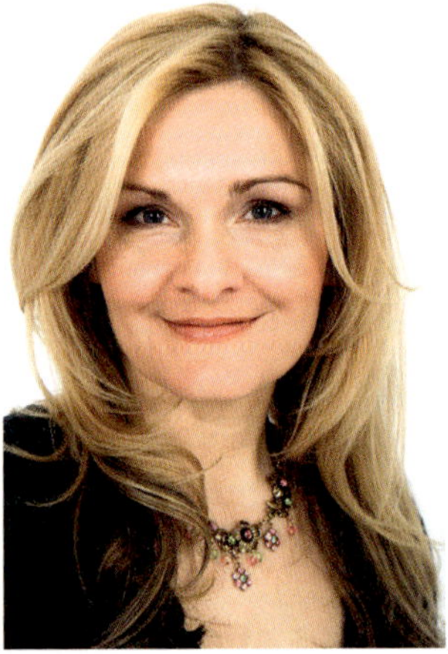

Susanne Hühn ist ausgebildete Lebensberaterin und ganzheitliche Physiotherapeutin. Sie schreibt spirituelle Selbsthilfebücher und gibt Lebensberatung, Channelings sowie Meditationskurse für Erwachsene und Kinder. Seit 1986 begleitet sie Menschen auf ihrem Weg zur Gesundung. Mit dem Schreiben begann sie 1992. Zuerst schrieb sie spirituelle Romane, dann vermittelte sie ihr Wissen in Sachbüchern und auf CDs, die sie mittlerweile in großer Zahl veröffentlicht hat.

www.susannehuehn.de